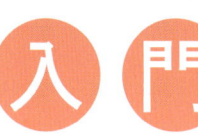

デンタル インタビュー 入門

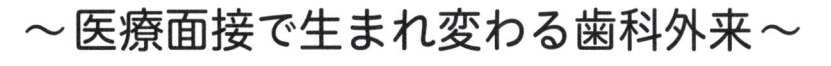

～医療面接で生まれ変わる歯科外来～

西田 亘・武井 典子 著

JN212171

医歯薬出版株式会社

This book was originally published in Japanese
under the title of：
DENTARU INTABYU NYUMON
（An invitation to dental interview -An application of the medical interview to dentistry-）

Editors：

NISHIDA, Wataru, M.D., Ph.D.
  Director of Nishida Wataru Diabetes Clinic
TAKEI, Noriko, RDH, Ph.D.
  President of Japan Dental Hygienists' Association

© 2019 1st ed.

ISHIYAKU PUBLISHERS, INC.
  7-10, Honkomagome 1 chome, Bunkyo-ku,
  Tokyo 113-8612, Japan

はじめに

　私はいまから7年前に開業したのですが，そこではじめて気がついた事実があります．それは，外来においては「定期通院こそが最高の善」であるということ．糖尿病と歯周病は，患者さんが治療を中断することによって，急激な悪化や合併症の併発，歯の喪失が起こります．定期通院さえしていただいていれば，多くの不幸は未然に防ぐことができるのではないでしょうか．

　そして，この定期通院を実現するために役立つ学問が「医療面接（メディカル・インタビュー）」なのです．私は医学部において長らく，医学生相手に医療面接の講義と試験を担当していましたが，開業後はこの経験が大いに役立っています．患者さんのためにも，そして医院経営のためにも定期通院は最も大切なことですが，医療面接が強力にその後押しをしてくれているのです．

　医療面接は医科の世界で生まれた学問ですが，私自身の経験をもとに，歯科外来においても医療面接が役立つことを確信しました．ただし歯科の場合は医科と違い，患者さんとの間に大きなユニットが介在するため，コミュニケーションをとりにくい状況にあります．また，チェアタイムが限られているため，短時間で効率よく患者さんから信頼を得るための技術が必要になります．そこで，実地で多くの歯科衛生士や歯科医師，歯科衛生士学校の生徒さんのご協力を得ながら，メディカル・インタビューを歯科向けに進化させた「デンタル・インタビュー」をつくりあげました．

　本書は，生まれたばかりのデンタル・インタビューの入門書です．普遍化し，系統立てた学問のひとつではありますが，難しいことはありません．当たり前のことのなかに「有り難さと感謝」を見出し，それに対する「敬意」の気持ちを言語化していく方法が，文章と動画で示されています．ロールプレイングを通じて実践し，フィードバックし合えば，患者さんとの間に信頼関係を構築することが容易になり，ひいては定期通院につながることでしょう．本書が，歯科衛生士の皆さまが「子どもからお年寄りまでその生涯に寄り添う」一助になれば，著者としてこれ以上の喜びはありません．

　最後に，歯科医療における医療面接の重要性をいち早く理解してくださり，デンタル・インタビューの構築におつきあいくださった日本歯科衛生士会 武井典子会長，解説動画の撮影に快くご協力くださった歯科衛生士の山田広子さん，そして月刊『デンタルハイジーン』での連載から書籍化までお世話になりました医歯薬出版編集部の皆さまに，この場を借りて厚く御礼申し上げます．

令和元年　九月吉日

　　　　　　　　　　　　にしだわたる糖尿病内科　西田　亙

デンタルインタビュー入門
～医療面接で生まれ変わる歯科外来～

もくじ

なぜ「デンタル・インタビュー」が必要なのか？　　7

学習編

「マスクを外して見合う」だけで歯科外来は変わる　　12

「正しい位置」から信頼関係は生まれる　　16

「私は歯科衛生士です」と名乗ることの意味　　22

患者さんの「勇気」に敬意を払う　　27

「前向きな言葉がけ」で患者さんを勇気づける　　34

患者さんに「感謝」！　　40

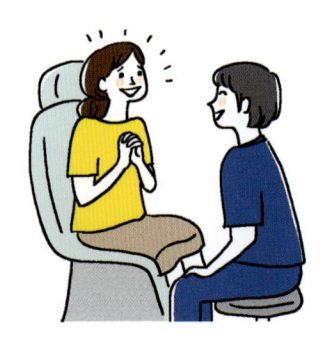

体験編

ロールプレイングに挑戦！ 46

マスクに隠された「素顔」の力 49

チェアサイドの「正しい位置」はどこか？ 54

「自己紹介」で覚悟が降りてくる 59

「送り返し」が相手の心を開く　〜共感を生み出すテクニック 65

「前向きなクロージング」が再診につながる 77

来院した「勇気」をたたえる 81

得難い「ご縁」に感謝する 86

動画でもっとわかる！　ロールプレイングのコツ 89

私たちもロールプレイング“体験”しました！
〜全国から寄せられたお宝レポート特集 99

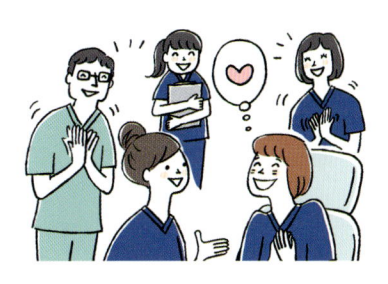

本書に付属する動画コンテンツについて

本書の関連動画を以下の方法にてインターネット上で視聴することができます.

▪ **パソコンで視聴する方法**

以下の URL にアクセスし,該当項目をクリックすることで動画を視聴することができます.

https://www.ishiyaku.co.jp/ebooks/422710/

[動作環境]

Windows 7 以上の Microsoft Edge, Google Chrome 最新版

MacOS 10.10 以上の Safari 最新版

▪ **スマートフォン・タブレットで視聴する方法**

上記の URL を入力するか,以下の QR コードを読み込んでサイトにアクセスし,該当項目をクリックすることで動画を視聴することができます.

また,本文中に掲載されている QR コードを読み込むと,該当の動画を直接再生することができます.

[動作環境]

Android 6.0 以上の Google Chrome 最新版

iOS 11 以上の Safari 最新版

※フィーチャーフォン(ガラケー)には対応しておりません.

▪ **注意事項**

・お客様がご負担になる通信料金について十分にご理解のうえご利用をお願いします.

・本コンテンツを無断で複製・公に上映・公衆送信(送信可能化を含む)・翻訳・翻案することは法律により禁止されています.

▪ **お問い合わせ先**

以下のお問い合わせフォームよりお願いいたします.

URL:https://www.ishiyaku.co.jp/ebooks/inquiry/

なぜ「デンタル・インタビュー」が必要なのか？

なぜ半数の歯科衛生士は離職していくのか？

　平成 28 年度の調査によれば，歯科衛生士の就業者割合は 45.7 % に過ぎません[1,2]．そして，歯科衛生士学校卒業生へのアンケート調査によれば，就職後 2 年以内に 31〜35 % もの新卒歯科衛生士が離職していることが明らかになっています[3]．看護師の就業者割合が 68.4 %[4]，卒後 1 年以内の離職率が 7.5 %[5]であることから考えても，歯科衛生士の離職傾向はかなり高いといえるでしょう．

　膨大な時間と労力をかけて聖職に就きながら，なぜ多くの歯科衛生士は職場を離れていってしまうのでしょうか？　その背景にはさまざまな理由があるでしょうが，私は最大の原因は「患者さんとそのご家族からの感謝に恵まれなかった」点にあるのではないかと考えています．

患者さんとご家族が私たちの育ての親

　思い起こせば，いまの私があるのは，これまでに出会った数え切れないほどの患者さんと，そのご家族のおかげです．右も左もわからない研修医に対しても，愛媛の患者さんは最大限の敬意と感謝をくださりました．当時の研修医や大学院生の勤務環境は，いまから考えれば過酷極まりないものでしたが，それでも患者さんからいただく感謝の一言に支えられ，同僚とともに乗り越えることができたように思います．

　私はかつて，愛媛大学医学部で教官をしていたころ，卒業を控えた医学生相手に次のように話していました．「君たちは，盲導犬候補の子犬を育てる『パピーウォーカー』というボランティアを知っているかな？　小さい間に，育ての親からしっかりと愛され，人間を好きになった犬だけが優れた盲導犬になれる．人間嫌いの子犬は，決して盲導犬にはなれないよね．君たちもまた，子犬と同じなのだよ．私自身もかつては医者の子犬だったけれど，愛媛の患者さんとご家族から心いっぱいに愛していただいて，ここまで育つことができた．だから君たちも，卒後は都会へ旅立つことなく，どうかこの愛媛のパピーウォーカーに育ててもらってほしい．愛媛という地は，きっと君たちを『人が好きになれる医者』に育ててくれることだろう」と──．

そして，医療従事者を育ててくださるのは患者さんだけではありません．患者さんのご家族もまた，私たちを育ててくれるのです．いまでも鮮烈に思い出す，ある光景があります．治療の末に亡くなった患者さんのご家族に，病理解剖をお願いすることがあります．日本人の感覚からすれば，長い闘病生活で魂が尽きた体に死後もメスを入れるというのは受け入れにくい話ですが，ご家族は次のように声をかけてくださいました．「先生，長い間本当にお世話になりました．先生には，夜昼関係なく，お休みの間もずっと親身に面倒をみていただいて，親父も幸せだったと思います．本当は，解剖などしてほしくはないのですが，先生方のお役に立てるのであればどうか解剖してやってください．親父も，本望だと思います…」．病理解剖が終わった後，出棺を見送る私たちに対して，深々と頭を下げてくださったご家族の姿を，私は一生忘れることはないと思います．

これは歯科医療においても，同じことがいえるでしょう．定期的にメインテナンスで通う患者さんからの「○○さん，あなたに会えて本当によかった．これからも，一生よろしくお願いしますね！」というたった1つの声がけで，皆さんは救われるのではないでしょうか．そしてまた，訪問診療先で患者さんが亡くなったとき，「○○さん，長い間本当にお世話になりました．○○さんのおかげで，うちの主人は最期まで，おいしい，おいしいと言いながら亡くなることができました．主人は幸せだったと思います．ありがとうございました」と，ご家族からこのような言葉をいただくこともあるでしょう．

私たち医療従事者は，患者さんとそのご家族に育てられるのです．離職した多くの歯科衛生士は，患者さんとご家族から感謝の一言をいただくことができていれば，職場に留まることができたかもしれません．

[　　　　医療面接が感謝の一言を生む　　　　]

感謝の一言をいただくためには，プロフェッショナルとしての知識と技術，努力，そして真心が必要です．私は30年以上にわたる医師生活を経て，ここに「触媒として医療面接が必要」であることに気づきました．

医療面接という学問を学んでいなくても，時間をかければ，患者さんとご家族との間に信頼関係を築き，感謝をいただくことは可能です．しかし，そこに至るまでの時間は，私の場合で20年以上を要しました．気が遠くなるほどの時間です．

学問というものは，多くの人々にとって小難しい，難解な存在かもしれません．しかし，私はこの歳になってようやく「先人が苦労して探り当てた最短の近道が学問」であることに気づきました．医療面接とは，患者さんとご家族から感謝の一言をいただき，通院を継続していただくための学問ともいえるでしょう．この学問を

身につけていれば，まるで触媒が介在するように，初診時の問診や再診時のやりとりが，驚くほど円滑に進むようになるのです．

　また，学問の素晴らしさは普遍性をもっている点にあります．「○○さんはコミュニケーション上手だけど，□□さんはちょっと苦手だよね…」というのはよくある光景ですが，医療面接を学べば，○○さんであろうと，□□さんであろうと，同じように患者さんと信頼関係を構築することができるようになるのです．私は，愛媛大学医学部において多くの医学生たちに医療面接を教えてきましたが，最初はカチンコチンでロボットのように振る舞っていた学生が，ロールプレイングを繰り返すうちに，驚くほどの成長を果たす姿を山ほど見てきました．

　そして2012年に開業後，2016年からは歯科関係者向けに医療面接のセミナーを開催してきましたが，医療面接は歯科衛生士の皆さんにとっても，福音をもたらす学問であることを実感するようになったのです．

[医療面接からデンタル・インタビューへ]

　そんな私に大きな転機が訪れたのは，2017年7月のことです．医療面接実習セミナーにおいて，日本歯科衛生士会の武井典子会長が飛び入りでロールプレイングに参加されたのです．東京都歯科衛生士会の富田基子会長（現・顧問）が歯科衛生士役，武井会長が患者役という，今後二度とは見られないであろう歴史的ロールプレイングでした．武井会長はこの場でただちに歯科衛生士教育における医療面接の可能性を理解され，その後，歯科衛生士向け医療面接の最大の理解者にして支援者になってくださいました．

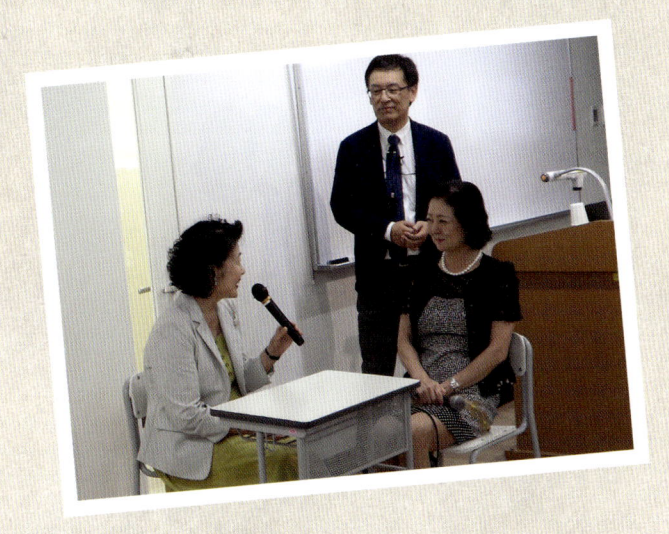

日本アンチエイジング歯科学会主催 ONE DAY セミナーにおける医療面接のロールプレイングの様子
（左：富田基子先生，中央：筆者，右：武井先生）

武井会長とは，その後も歯科衛生士向けのセミナーや，歯科衛生士学校での講義実習でごいっしょさせていただきましたが，この間に，私が医学部で実施していた医療面接は，歯科外来特有の環境に対応した「デンタル・インタビュー」へと進化していったのです．

　次章から始まるデンタル・インタビューをとおして，患者さんから笑顔と感謝，そして次回来院の約束をいただける歯科衛生士を目指してみましょう．

参考文献

1) 一般財団法人歯科医療振興財団：平成 29 年度事業報告書，2018.
2) 厚生労働省：平成 28 年衛生行政報告例（就業医療関係者）の概況，2017.
3) 日本歯科衛生士会：歯科衛生士の人材確保・復興支援に関する検討会報告書，2017.
4) 厚生労働省：第 1 回看護員需給見通しに関する検討会　資料 3-1「看護職員の現状と推移」，2014.
5) 日本看護協会：2018 年病院看護実態調査，2019.

学習編

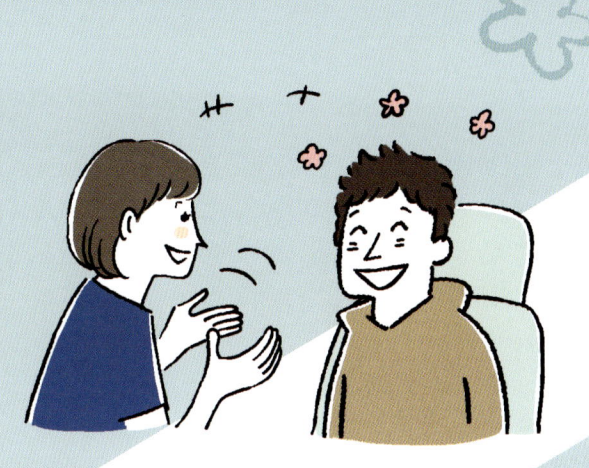

「マスクを外して見合う」だけで歯科外来は変わる

インタビューとは互いに見合うこと

　最初に「デンタル・インタビュー」の名前から考えてみましょう．デンタル・インタビューは，医療面接の原語である「メディカル・インタビュー」を言い換えたものです．メディカルは医療，デンタルは歯科医療，そして共通するインタビューは「interview」のカタカナ表記です．この interview ですが，語源的には「inter」と「view」の２つに分解されます．view は「見る」，inter は「お互いに」という意味ですから，interview は「お互いに見合う」ことを指す言葉です．

　ところが，なぜか日本語では「面接」と訳されてしまいました．面接という漢字二文字のなかに，お互いにという語感は一切ありません．ですから，私たち日本人は面接という言葉を耳にすると，ついつい上から目線の一方的なコミュニケーションをイメージしがちです．しかし，この上から目線が残っている限り，相手との信頼関係を構築することはできないのです．

　そこで，患者さんと向き合った際には，「いま自分は見られている」と意識することから始めましょう．この「見られている」という自覚があるかないかで，その後の歯科外来は様変わりします．

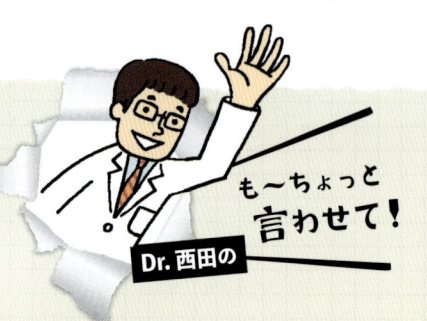

も～ちょっと言わせて！ Dr. 西田の

　「患者さんに見られている」という自覚と覚悟が備わるだけでも，医療人としては大きな成長です．見られているという自覚があれば，自然と背筋が伸びた美しい姿勢となり，所作や言葉も柔らかくなりますよね．しかし，読者の皆さんには，そこからさらに踏み込んで「患者さんのご家族にも見られている」ことまで意識できるようになっていただければと思います．来院する子どもの保護者や，足腰が弱った高齢者に付き添っているご家族．患者さんだけでなくご家族も，あなたの一挙手一投足，そしてあなたが話す一言一言に注意を払って観察しているのです．「あの歯科衛生士さん，まだ若いのに子どもへの対応が上手だな」「自分の父親にあんなにやさしく接してくれてうれしい…ずっとこの歯科衛生士さんのお世話になろう！」などなど．そしてこのご家族が，皆さんのファンとなり，口コミで宣伝してくださるようになるのです．

歯科外来で「二人の間を邪魔する」ものとは？

　皆さんは初対面の人と挨拶するとき，カーテン越しに向き合うでしょうか？カーテン越しでは，顔も見えないし，声もよく聞こえませんから，当然のことながらカーテンは開放しますよね．けれども，歯科外来には"見えないカーテン"があちこちに隠れているのです（**図1**）．

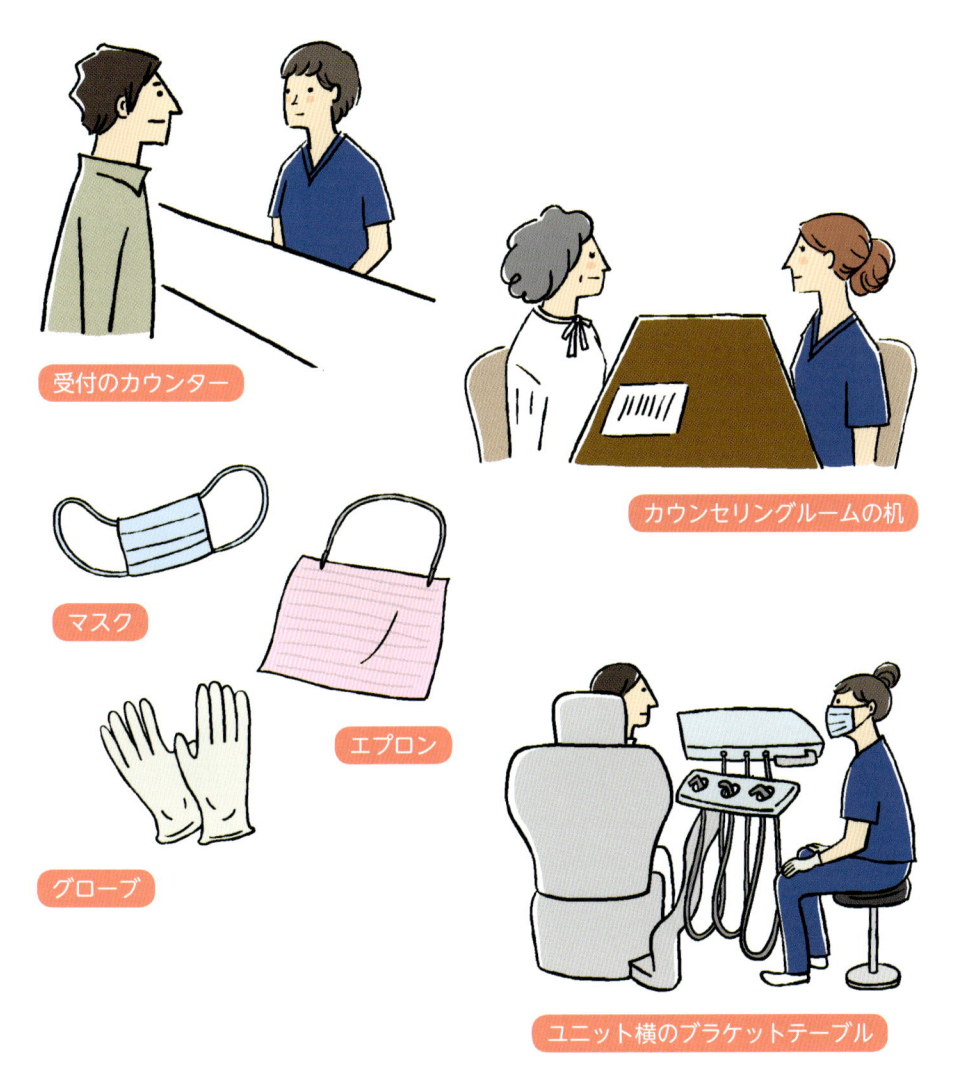

受付のカウンター

カウンセリングルームの机

マスク

エプロン

グローブ

ユニット横のブラケットテーブル

図1　歯科外来で二人の間を遮る"見えないカーテン"
受付のカウンターやカウンセリングルームの机，ユニット横のブラケットテーブルは，いずれも二人の間を邪魔する遮蔽物である．私たちが身につけるマスクやグローブ，そして患者さんにかけるエプロンですら，二人の間を遮っていることに注意

たとえば，受付のカウンター．ごく当たり前のようにみえる受付も，医療面接では「背の高い机が川のように二人の間を遮っている」ととらえます．もちろん，普段の場面ではこれでもいいのですが，患者さんが困っているとき，立っているのもつらいとき，耳が聞こえづらいときなどは，カウンターの中から待合室に出て，横に寄り添うだけで患者さんは安心します．二人の間を遮るものが，なくなるからです．また，受付のカウンターほどではないですが，ユニット横のブラケットテーブルやカウンセリングルームの机も，やはり患者さんとの間に大きな隔たりをつくり出しています．

　そして…皆さんが当たり前のように身につけているマスクは，患者さんから見れば"拒絶のサイン"そのものです．マスク（mask）とは，文字どおり"自分を覆い隠す"ものであり，私たちがマスクをつけて対応すると，患者さんは口にしないながらも「**自分はこの人に拒絶された**」と本能的に感じとります．グローブも同様です．

　図2 にあるとおり，マスクやグローブをつけたままと素顔では，相手が感じとる印象に天と地ほどの差が生じることに注意しましょう．

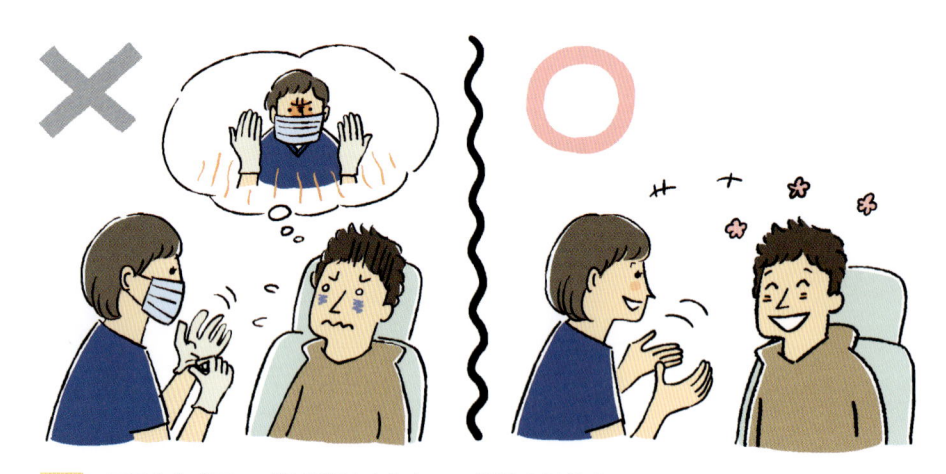

図2　マスクとグローブは患者さんにとって恐怖の対象！
医療従事者が身につけるマスクやグローブは，相手を拒絶していることを意味するため，患者さんは心の奥底では恐怖と疎外感を感じている．特にマスクは私たちの表情を隠してしまうため，患者さんの目からはマスクの向こうで医療従事者が怒っているように見える

　なお，意外かもしれませんが，患者さんにかけるエプロンもまたマスクの延長線上にあり，二人の間の邪魔者です．たとえば，レストランでの初デートシーンを想像してみてください．食事の後に「好きです，つきあってください！」と告白するとき，エプロンはそのままでしょうか？　それとも外すでしょうか？　考えるまでもないですよね．検査結果の説明や，今後の治療方針など，大切な話をするときは相手のエプロンを外してからにしましょう．

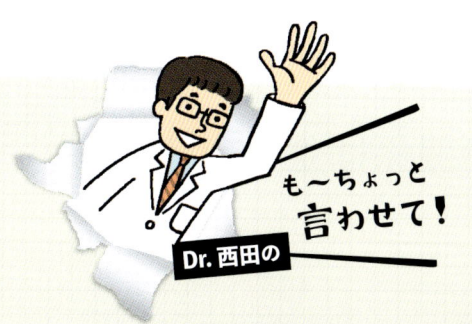

Dr. 西田の も〜ちょっと言わせて！

マスク着用について，よく受けるのは「処置中もマスクを外さなければいけないのですか？」という質問です．もちろん処置中はマスクの着用が必要ですが，その際も患者さんによっては「この歯科衛生士さん，僕の口臭があまりにも臭いからマスクをしているんだ…つらいなぁ…」と傷つきながらあなたのことを見ている可能性を，どうか忘れないでください．こちらにそのつもりはなくても，多くの場合，患者さんは思いもよらない視点から私たちのことを観察し，解釈しているのです．ですから，処置前にマスクを着用する際には，あらかじめ次のように説明するとよいでしょう．「○○さん，これから 15 分ほどお口の中をていねいにお掃除していきます．途中でお声がけすることもありますが，その際に私の唾が散ってはいけないので，マスクをかけさせていただきますね」と．この一言で，患者さんは 15 分の間，不安感と疎外感から解放されるはずです．

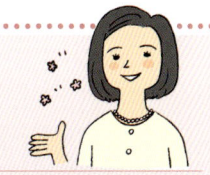

笑顔はコミュニケーションの潤滑油！

　人と人とのコミュニケーションでもっとも大切なのは，「表情や態度」です．メラビアンの法則では，「話し方」や「話す内容」よりも「表情や態度」が重要であるといわれています．日本人はどちらかというと無表情ですが，豊かな人間関係を保つには，豊かな表情が大切です．そして，この表情のなかでもっとも美しいのは「笑顔」です．

　私たち歯科衛生士は，知らず知らずのうちに処置時以外でもマスクを着用したまま患者さんに話しかけていることがありますが，マスク越しに笑顔は見えません．「笑顔」は，患者さんと豊かな人間関係を構築するための潤滑油であり，皆さんの"心遣い"でもあります．患者さんとのコミュニケーションの第一歩は「必要時以外はマスクを外すこと」なのです．

　もし「笑顔」で挨拶やお話をすることが苦手でも，大丈夫です．実は「笑顔」は練習によって洗練されるのです．自信がないと思われる方，鏡を見ながら，口角をすこし上にあげて，自然な「イ」の口元でほほ笑む練習をしてください．みるみる"笑顔上手"になります．接客業界では，「ありがとうございました」と言い終えた後に，発声をしないで「イ」の口元で笑顔をつくる訓練を行い，営業成績を伸ばしたデパートもあります．笑顔はすべてのコミュニケーションやデンタル・インタビューの基礎となります．　　　　　　　　　　　　　　　　　（武井）

「正しい位置」から信頼関係は生まれる

　マスクやブラケットテーブルをはじめとする邪魔者を排除するだけでは，患者さんとの間に信頼関係は生まれません．実は，あなたが座る位置次第で，患者さんの心が動くかどうかが決まるのです．

大学病院の教授回診はなぜ怖いのか？

　ここで，舞台をチェアサイドから大学病院に移してみましょう．テレビによく出てくる教授回診の場面を思い出してみてください．教授回診が近づくと，患者さんはベッドの上で身支度を整えて静かに待っています．「教授回診でーす！」というかけ声とともに，教授を筆頭とする医師や看護師がぞろぞろとベッドの周りに集まり，患者さんを見下ろします．もちろん，全員がマスクを着用．患者さんは病衣を着て横になり，これからいったい何が始まるのかと恐怖に震えています…．

　皆さんがこのベッド上に横になった患者さんであれば，どのように感じるでしょうか？　決して気持ちのいいものではないですよね．おそらく，その場から逃げ出したいはずです．しかし，これとまったく同じことが歯科のチェアサイドでは毎日起きているのです（図3）．

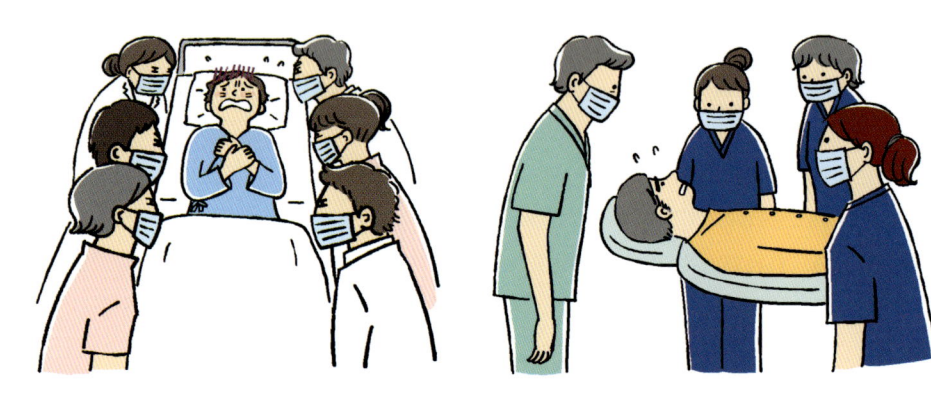

大学病院での教授回診の光景　　　　歯科のユニット周りでも同じことが…

図3　歯科のチェアサイドでは「怖い教授回診」が毎日行われている？！

高低差が威圧感を生む

　なぜ「教授回診は怖い」のでしょうか？　マスクの着用も原因の1つですが，実はそれ以上に患者さんに恐怖感を与える要素が「高さ」なのです．医療面接では，相手に接する場合の位置関係を重要視します．位置関係の具体的な要素は，**高さと方向**です．まず高さの意味について考えてみましょう．

　高さの違いは，二人の間に「**主従の関係**」を生み出します．高いところから見下ろされれば，それを下から見上げる人間にとっては威圧感へとつながり，決して対等な関係にはなりえません．まさに「頭をもたげたヘビに睨まれたカエル」ともいえるでしょう．座った状態で上から話されるだけでも威圧感があるのに，自分が横になった状態で，立ったままの人々から見下ろされれば，それはそれは恐ろしいですよね．

　人は同じ目線の高さではじめて対等な立場になり，安心して相手に心を開くことができるのです（**図 4**）．

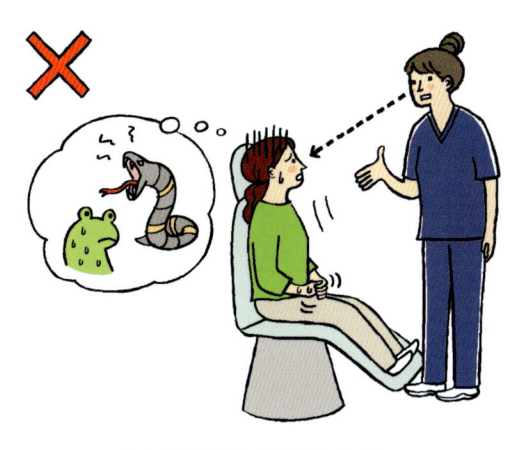

上から目線は威圧感を生む

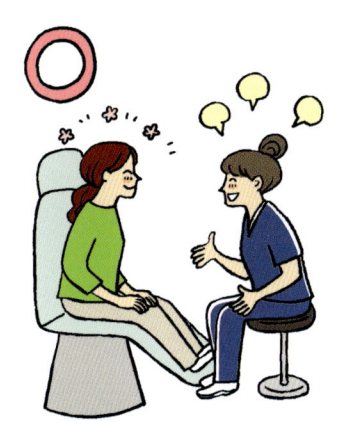

同じ目線の高さで
はじめて相手の心は開く

図 4　高さが「主従」を支配する

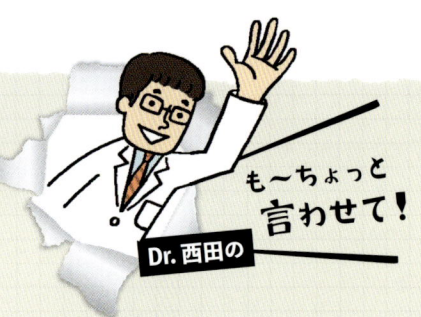

も〜ちょっと
言わせて！
Dr. 西田の

「目線の高さを相手に合わせる」ことは，コミュニケーションにおける基本中の基本です．相手がユニットに座っているとき，ユニット上で横になっているとき，受付で立っているとき，待合室の低い椅子に座っているとき，これらすべてにおいて患者さんの目線の高さは違いますので，まずはその違いに気づくことから始めましょう．私の目から見ると，看護師は目線の高さを合わせることが総じて上手です．病院では，車椅子に座っているときやベッド上での安静時など，患者さんはさまざまな体位をとっています．そういう人たちに対して，看護師は無意識のうちに**自分の膝を屈伸させて**，目線の高さを患者さんに自然に合わせる習慣ができているのです．病院や介護現場に出かけることがあれば，ぜひともその目で看護師の動きを観察してみてください．きっと，歯科衛生士の皆さんが見習うべきポイントがみつかるはずです．

患者さんの首，回っていませんか？

　高さの次は「**方向**」です．人と相対（あいたい）するときは，"真正面同士"というのが社会人の常識ですよね．しかし，歯科のチェアサイドではこの常識がいとも簡単に破られていることに，皆さんはお気づきでしょうか？　日ごろの接し方を思い出しながら確認してみましょう．

①「後方」からの呼びかけ（図5）

　歯科衛生士の皆さんは，ヘッドレスト後方からの会話に慣れきっていると思いますが，これは医療面接の観点から考えるとレッドカード，即退場ものの対応です．ユニットの後方から話しかけた場合，当然のことながら患者さんにあなたの姿は見えません．

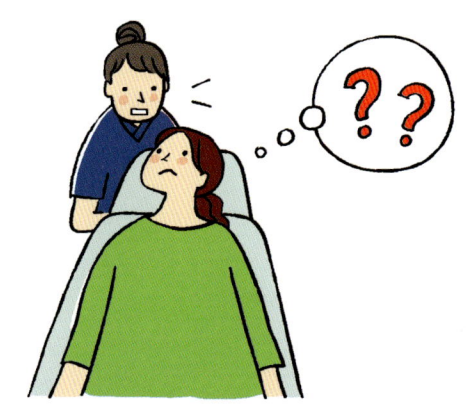

図5　真後ろからでは伝わらない！

　「果たして，この歯科衛生士さんは自分に話しかけているのか？　それとも近くにいるスタッフに向けて話しているのか？」，それすらも患者さんにはわからないのです．次のシーンをイメージしてみてください．あなたが街中を歩いているとき，突然真後ろから声をかけられました．次にあなたはどうするでしょうか？　すぐさま振り返って，相手を自分の目で確かめますよね．振り返りもせず，問いかけに答える人はいないでしょう．でも，ユニットの真後ろから声をかけるということは，これと同じなのです．特に，社会経験を積んだ年配の人は，<mark>相手ときちんと目と目を合わせて話すことが礼儀</mark>であると考えています．しかし，ユニット上では相手の顔を見たくても振り返ることができません．そのような患者さんは「目も合わせずに申し訳ないな…」と，無意識のうちに心のなかで恐縮するとともに，会話そのものに興味をなくしてしまいます．

　こうなると，患者さんはその時点で<mark>「見えない相手との会話」をあきらめてしまう</mark>のです．会話そのものをあきらめている患者さんに，いくら検査結果を説明し，指導を行ったところで，相手の心に声が届くわけがありません．<mark>聴く耳ができていない</mark>のですから．

②「右後方」からの呼びかけ（図6）

　これも歯科外来ではよく見られるポジションです．斜め後ろのポジションで気をつけるべきポイントは，患者さんの「首の角度」です．ブラケットテーブルよりも後方から話しかけた場合，患者さんは相当努力して体と頭をひねらないと歯科衛生士の顔が見えません．これは，<mark>高齢者や体の不自由な人にとっては，とてもつらい体勢</mark>だということを知っておきましょう．

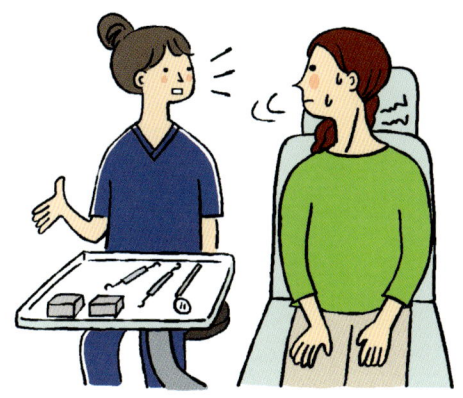

図6　斜め後ろからでも伝わらない！

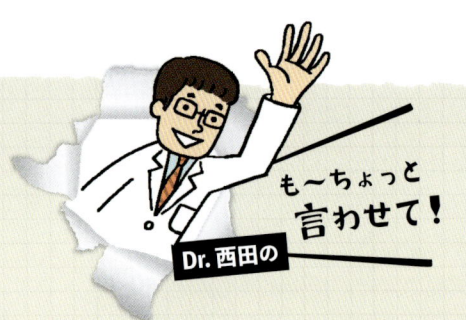

　会話に際しては，お相手が楽な姿勢で自然に話すことができているのかどうかをつねに意識するようにしましょう．試しに，首をめいっぱい右にひねった状態で，声を出してみてください．声を出すのもつらく，首も痛いですよね．同じように，待合室の低い椅子に座っているときに上から話しかけられると，患者さんは上を向いて話さなければなりません．これもまた発声が難しく，首に負担がかかってしまいます．**患者さんの声や姿勢に緊張はないか，つねに気遣いができる**歯科衛生士を目指しましょう．

③「右前方」からの呼びかけ（図7）

　チェアサイドで皆さんが座るべき本来の位置は，患者さんの「**右前方**」なのです．この位置であれば，患者さんは**体や首に負担が一切かからず，楽な姿勢で**歯科衛生士の話に聴き入ることができます．歯科衛生士側もまた，相手が楽な姿勢になったことでよりいっそう話しやすくなり，会話が大いに弾むようになるのです．可能であれば，チェアサイドに小さな丸椅子を用意しておくとよいでしょう．

　患者さんがリラックスして話せているということは，私たち医療従事者もリラックスして会話ができていることを意味しています．どちらかに緊張が生じている状態では，決して良好な意思疎通は生まれません．お互いに力が抜けた状態になってはじめて，**患者さんは"本心"を語りはじめる**のです．

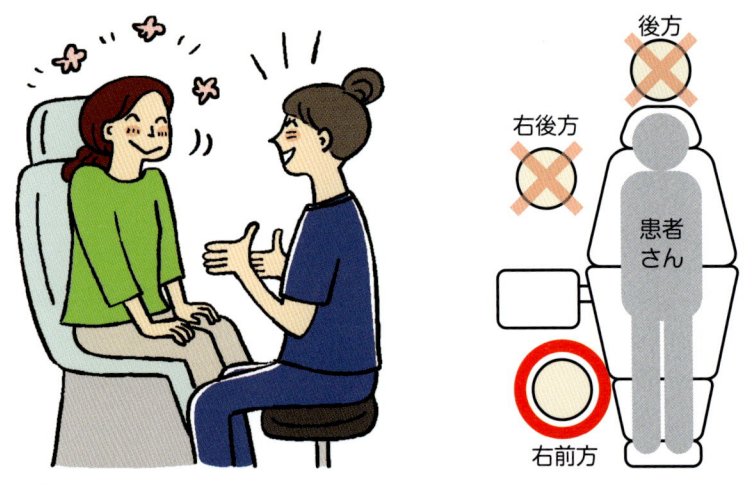

図7　患者さんにとってもっとも自然で安心するチェアサイドの位置は「右前方」！

ブラケットテーブルに要注意！

　皆さんは普段，どこから患者さんに呼びかけたり，お話をしたりしていますか？通常はユニットの右横にブラケットテーブルがあるので，ほとんどの方は無意識のうちにブラケットテーブルに邪魔をされ，右後方から話しかけてしまっているのではないでしょうか．現在，歯科を受診する患者さんの約 45％が 65 歳以上の高齢者ですが，右後方からの呼びかけは高齢者にとってはつらい体勢です．今後はぜひ，チェアサイドに小さな丸椅子を用意し，右前方から話しかけてみてください．高齢者も含め，すべての患者さんと自然な姿勢で話をできる環境をつくることができます．　　　　　　　　　　　　　　　　　　　　　　　　　　　　　　　　　　　（武井）

「私は歯科衛生士です」と 名乗ることの意味

マスクを外し，正しい位置から患者さんに語りかけることができるようになれば，準備は完了です．次の「ご挨拶」へと進みましょう．

私たちはつねに値踏みされている

皆さんは，初診患者さんに最初にお目にかかったとき，自己紹介はされていますか？　いきなり問診に入る人，名前を名乗る人，職種を名乗る人…人それぞれだと思いますが，挨拶は社会人として重要な常識の1つです．

皆さんが接するほとんどの患者さんとそのご家族は，社会経験を十二分に積んだ年上の方ばかりですから，挨拶の内容1つで社会常識の有無を見抜かれてしまうことを肝に銘じておきましょう．**私たちは患者さんとそのご家族から，つねに値踏みされているのです**（図8）．

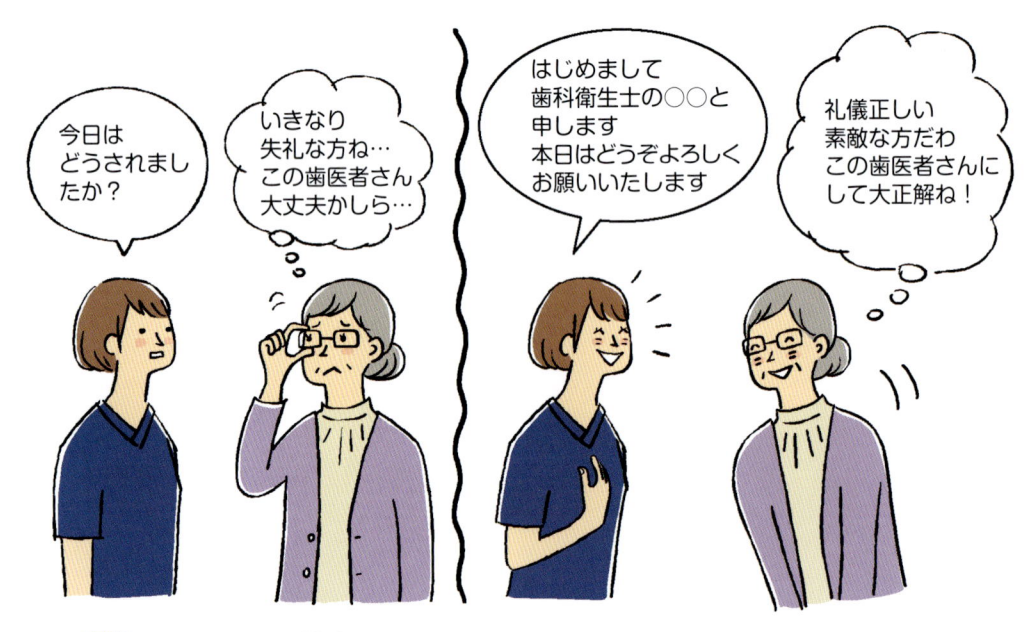

図8　私たちはつねに値踏みされている
社会的経験を積んだ目をごまかすことはできない．こちらの言葉がけ1つで，自分が受けてきた教育やしつけまで相手に見透かされてしまうことに注意

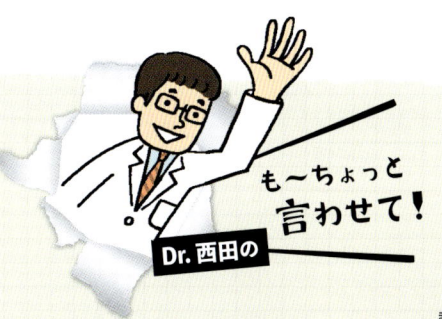

Dr. 西田の
も〜ちょっと
言わせて！

「値踏みされている」という言葉は，あくまでも皆さんへの注意喚起のために用いました．実際には，このような後ろ向きなとらえ方ではなく，前向きな見方に置き換えなければなりません．それが「お相手からいただく真心への感謝」なのです．私は日ごろの外来で，患者さんからいただく「敬意と感謝の所作と言葉」を人一倍意識するようにしています．診察が終わった後，患者さんから頭を下げられれば，それ以上に深々と頭を下げて「今日もご来院いただき，ありがとうございました」と感謝の気持ちを伝えます．「先生，ありがとうございました」と声をかけてくだされば，患者さん以上に明るい声で「こちらこそです．また来月，○○さんにお会いできるのを楽しみにしていますね！」とお返ししています．「いただいたものを上回る真心をお返しする」ことを意識するようになってから，外来で疲れることはなくなり，私の心は毎日，感謝で満たされるようになりました．

「お口を開ける」ことの意味

挨拶を始める前に，「患者さんにとって，私は何者なのか」を考えてみましょう．通常は「施設名・職種・氏名」の３つが頭に浮かぶかと思います．では，チェアサイドではじめてお会いした患者さんにとって，このなかでもっとも重要な情報はどれでしょうか？

施設名については，来院前であれば大切な情報ですが，患者さんはすでにそこを訪れているのですから，さほど重要ではありません．また氏名も，実は初対面の時点では大きな意味をもちません．初診の患者さんにとっては，相手の名前が鈴木であろうが，西田であろうが，大して違いはないのです．

ユニットに座る患者さんにとって，もっとも大切な情報は「職種」です．「これから自分が身を任せ，信頼してお口の中をさらけ出す相手は，何者なのか？」「目の前の人は，歯科助手なのか，歯科衛生士なのか，ひょっとすると受付なのか？」——患者さんがこのような言葉を実際に口にすることはありませんが，心の底ではみんなが無意識のうちに感じています．そして自分の口を預ける相手が「歯科衛生士」という国家資格を持った人間であることがわかったとき，はじめて患者さんは安心できるのです．

ペットは，信頼する飼い主の前では，やわらかく傷つきやすいお腹をさらけ出す

信愛のしぐさをします．ユニットに座る患者さんもまた，歯科衛生士を心底信頼して人体でもっとも傷つきやすい口腔をさらけ出すのです．理容室の顔剃りでも似たような状況は見られますが，顔はしっかりとした皮膚で覆われています．口腔粘膜の傷つきやすさを考えれば，「お口を開ける」ということが特別な例外であることがわかるでしょう（図9）．

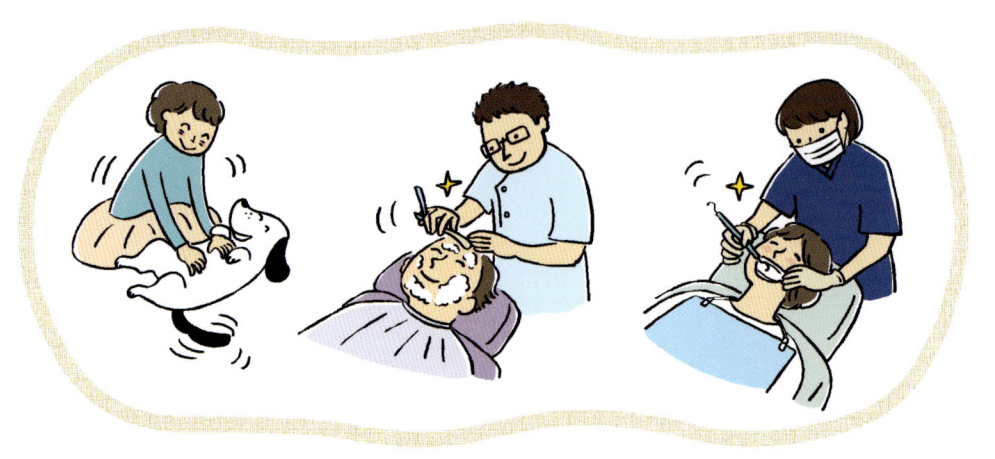

図9　信頼がなければお口は開かない
ここに描かれた，愛犬も，理容室のお客さんも，歯科のユニットに座った患者さんも，信頼して相手に自分の体を任せている点では同じである．しかし，もっとも傷つきやすい部位は口腔であるうえに，歯科衛生士は "尖った刃物" を手にしていることを自覚しよう

歯科衛生士は口腔保健衛生のプロフェッショナル

　カミソリを持つことを許される理容師が国家資格であるように，歯科衛生士もまた，傷つきやすい口腔内の処置を許された，国が認める資格です．しかも，歯科衛生士は口腔内処置だけでなく，口腔保健衛生にかかわることが許された聖職，すなわち「選ばれし人々（エリート）」なのです．

　患者さんが歯科衛生士を前にして素直に口を開くという行為は，この "見えない信頼" のうえに成り立っています．皆さんが口腔保健衛生のプロフェッショナルであるならば，その期待に応えなければなりません．そして，国民の期待に応える第一歩が「私は歯科衛生士です」と名乗ることなのです（図10）．

　そうすれば，皆さんの心には覚悟と誇りが宿ることでしょう．歯科衛生士としての覚悟が挨拶の向こうにみえれば，患者さんは喜んで自分の口を預けてくださるはずです．

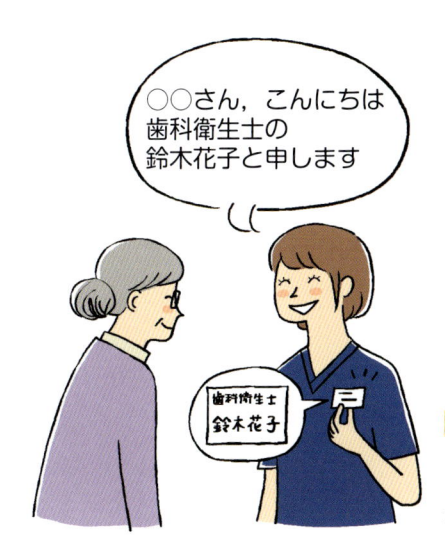

> ○○さん，こんにちは
> 歯科衛生士の
> 鈴木花子と申します

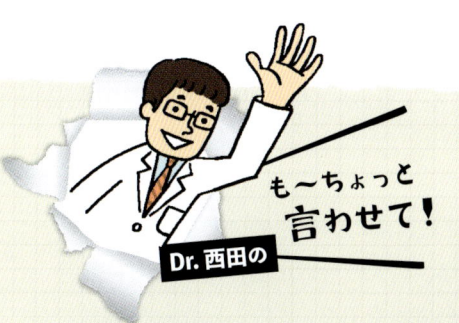

図10 **「私は歯科衛生士です」と名乗ること**
自分の職種と名前を伝えることで，歯科衛生士としての自覚と覚悟が自分に宿り，相手にも伝わる

Dr. 西田の も〜ちょっと言わせて！

皆さんは，患者さんから看護師と間違われた経験はないでしょうか？　これはいまでも耳に焼きついている言葉なのですが，「私は患者さんから『唾を吸う人』と呼ばれました」と告白した歯科衛生士さんもいらっしゃいました．歯科衛生士が誕生して70年以上が経つのに，なぜいまだにこのような悲しい誤解が生まれつづけているのでしょうか？それは，皆さんの先輩がチェアサイドで自己紹介を十分にしてこなかった結果だと，私は思うのです．今後，全国の歯科外来で「はじめまして，歯科衛生士の○○です」という挨拶が普通になれば，日本人の心に歯科衛生士という素晴らしい職種が，広く浸透していくことでしょう．

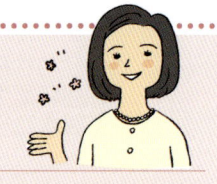

皆さんはどのような"覚悟"をもって働いていますか？

「歯科衛生士の○○と申します，今日はよろしくお願いいたします」という一言に，プロとしての覚悟が現れます．そして「しっかり最後まで頑張れる人」や「目的意識が明確である人」は，プロとしての覚悟や自信をもって働いています．

一方で，「いままでの歯科衛生業務には魅力を感じない」という人や，「自分はダメだ」と諦めている人は，もしかすると歯科衛生士としての覚悟が足りないのかもしれません．そしてその結果，歯科衛生士に魅力を見いだせないという悪循環に陥っているのではないでしょうか．このような状況では，プロとしての覚悟をもつことはできません．なぜなら覚悟は，「誰かが与えてくれるもの」ではなく，「自分で決めるもの」だからです．

また歯科衛生士の覚悟は，本気で患者さんに寄り添った歯科医療を提供できるよう行動することにつながります．この行動の支えとなるのは，「患者さんの思いにプロとして応えたい」と思うマインド（フィロソフィ）と，日々の歯科衛生士としての研修から得られた"自信"なのでしょう．

歯科外来を訪れる高齢者が増えるなかで，生活習慣病の治療を受けている患者さんや，介護が必要となり通院できなくなった患者さんへの対応が歯科衛生士にも求められてきています．「患者さんのお口から全身の健康を守り，赤ちゃんから高齢者まで食べる幸せを支援する」という覚悟が歯科衛生士には必要なのです．「考え」から「行動」に移す，悩んだときに自分の足でまず一歩踏み出すことが「覚悟」だと思います． (武井)

患者さんの「勇気」に敬意を払う

　自己紹介をとおして患者さんに覚悟を示すことができるようになれば，次は敬意を示す段階へと進みましょう．

なぜ日本にはメインテナンスが根づいていないのか？

　世のなかに当たり前のことは1つもありません．目の前の患者さんが定期的に通院されることも，よくよく考えてみれば，むしろ日本ではめずらしいことなのです．
　平成28年に実施された国民・健康栄養調査によれば，「20歳以上で過去1年間に歯科検診を受けた者」の割合は52.9%にすぎませんでした．また，すこし古い調査ですが，平成4年に寝屋川市で実施された調査によると，55〜64歳の住民のうち「過去1年間に歯石除去や歯面清掃を受けた者」の割合はわずかに15.9%だったそうです．つまり，わが国における成人の2人に1人は1年以上歯科外来を受診しておらず，メインテナンスを過去1年間に受けた中高年は6人のうちわずかに1人…悲しいことですが，これが日本の現実です（図11）．

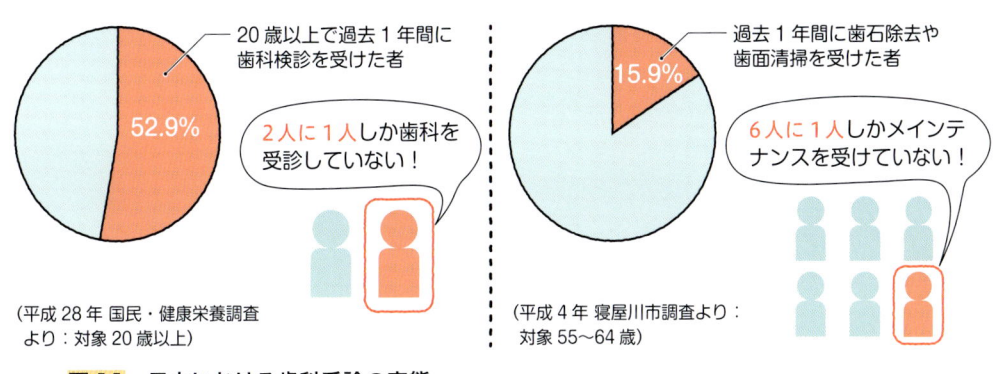

図11　日本における歯科受診の実態

　かく言う私自身も，50歳近くになるまでは"歯医者さんが苦手"な一人でした．物心がついてからというもの，歯科外来には齲蝕や智歯周囲炎以外で受診したことはなく，この姿勢は医学部生，医師になった後もずっと続きました．幸い，私は10年前に歯科医療の素晴らしさに気づくことができたのですが，多くの日本人はいまだに歯科医院から足が遠ざかっています．果たして，それはなぜなのでしょうか？
　私はその理由として，自身の経験から2つの要因を考えています．1つは，国民

が歯科への定期通院の「意味」を知らされていないこと．"知らない"のではありません，健口から健康，そして健幸に至る本物の知識を"教えられていない"のです．もう1つは，国民が歯科への通院に「喜び」を感じていないことにあります．

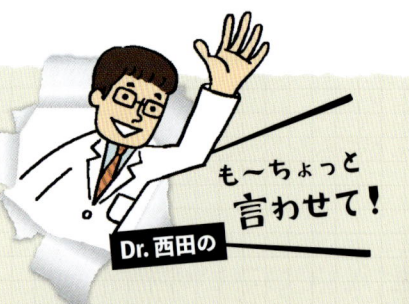

も〜ちょっと言わせて！

Dr. 西田の

「欧米では8割の国民が定期的に歯科受診しているのに対し，日本人は8割の国民が痛くなるまで歯医者さんに行かない」という話はよく耳にしますが，その根拠となる調査は驚くほど見あたりません．図11で紹介した調査はいまから27年も前に寝屋川市で実施されたものですが，これは日本の歯科受診の実態を明らかにした数少ない調査の1つであり，健康日本21で示された「定期的な歯石除去や歯面清掃を受ける人の増加」という指標の根拠としても引用されています．

心に貯金をして帰す

　私が尊敬する，小児歯科医師の岡崎好秀先生（モンゴル健康科学大学客員教授）の名刺には，診療哲学として「心に貯金をして帰す」という言葉が刻まれています．岡崎先生のお考えを私流に解釈すると，次のようになります．

> 　チェアサイドで子どもを泣かせてしまうと，その子は心につらい借金を重ね，将来歯医者さんに通わない大人になってしまいます．だから，たとえ治療の途中で泣き出すことはあっても，最後は「よく頑張ったね！　バイキンマンは飛んでいったよ．しっかり歯磨きして，今度もまたピカピカのお口で来てね．待ってるよ！」と褒めたたえ，握手し，笑顔で帰ってもらわなければなりません．これを私は「心に貯金をして帰す」とよぶのです．

　私ははじめてこの診療哲学をみたとき，衝撃を受けました．まさに私の糖尿病外来も，患者さんの心に借金を重ねていたからです．私たち医療従事者は，無意識のうちに「こんなに血糖値が高いと，そのうち目が見えなくなって，血液透析になったり，脳梗塞や心筋梗塞，あげくの果てには足が腐って落ちますよ！」と，おどろおどろしい脅しの言葉を投げかけています．このようなつらい外来に，いったい誰が定期通院してくれるでしょうか？　心が折れてしまった患者さんは，通院治療を中断してしまいます．そして，通院を中断している間に合併症に襲われてしまうのです…．

　岡崎先生の診療哲学に出合ってからというもの，私はそれまで自身が行ってきた糖尿病外来を猛省し，「**心に借金**」から「**心に貯金**」へと生まれ変わらせるべく，努力を始めました．すると，それまでは石仮面のように無表情で来院されていた患者さんたちの表情が，みるみるうちにほがらかな笑顔に変わってゆくのです．しかも全員が！

　この経験をとおして，私は次なる宝に気づくことができました．「心に借金を重ねながらも受診する健気な患者さんの姿」が，はじめてみえてきたのです（**図12**）．

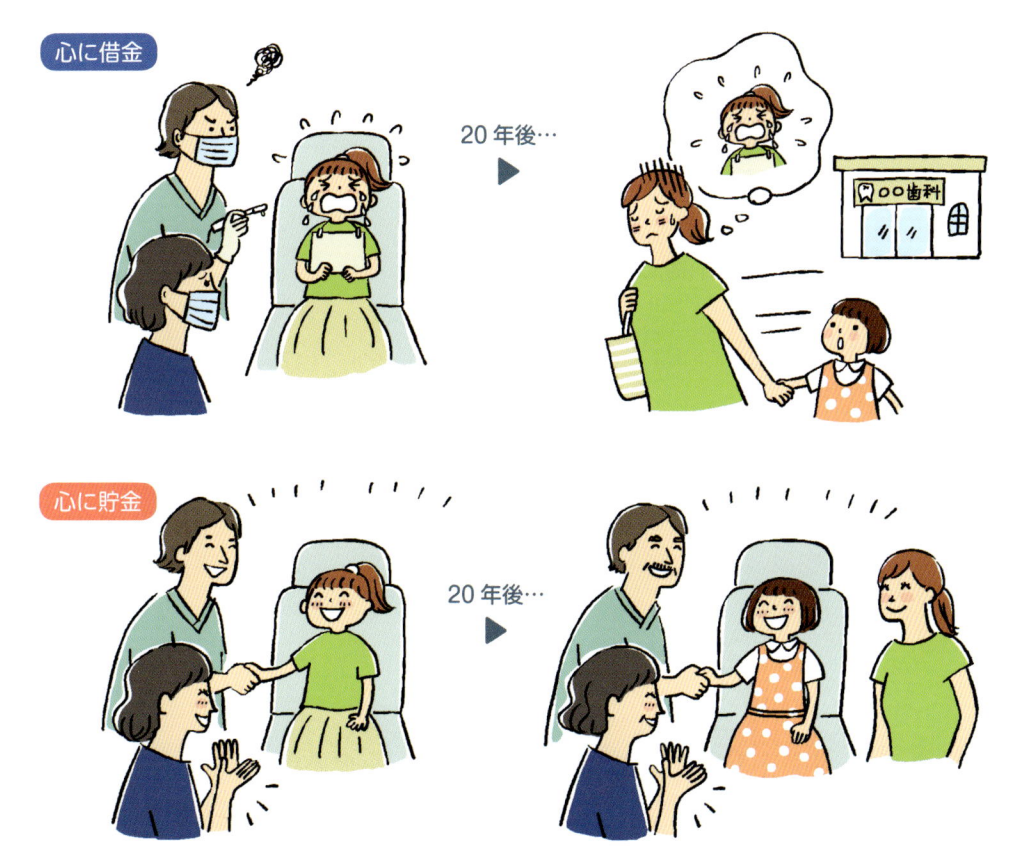

図12 「心に借金 vs 心に貯金」の子どもの未来
心に借金を負った子どもは，将来歯科に通院しない大人になってしまう．一方，心に貯金をしてもらった子どもは，成人後も通いつづけ，自分の子どもや家族といっしょに来院する．歯科外来における心の貯金は，世代を超えて受け継がれる

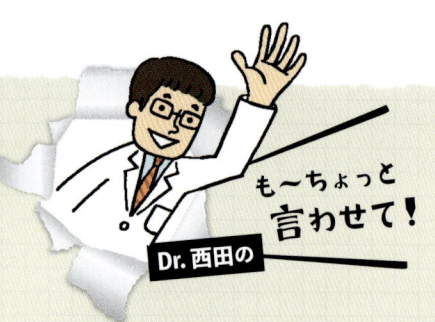

Dr. 西田の　も～ちょっと言わせて！

私は自分の小学生時代を振り返ったとき，当時の歯科治療に対して恐怖や痛み，不快な音，悲しさなど，負の感情しか思い出すことができません．もしも，私が受診していた医院の院長先生や歯科衛生士さんが，私の心に貯金をしてくれて，最後は笑顔で送り出してくれていれば，きっと50歳近くになるまで歯周病を放置することはなかったと思います．岡崎先生はこうもおっしゃっています．「**目の前の子どもは未来の大人なのです**」と．ユニットにちょこんと座った子どもが，将来，口元がきれいな立派な大人に成長した姿を想像できれば，声がけや対応は自然と変わるのではないでしょうか．そして，**心に貯金ができる歯科衛生士**がこの国に溢れたとき，はじめて日本人は，世代を超えて歯科医院を受診しはじめる…私はそう信じています．

勇気のシーソー

たとえば，検診で糖尿病を指摘された患者さんが内科外来を受診するためには，大いなる勇気が必要です（**図13**）．

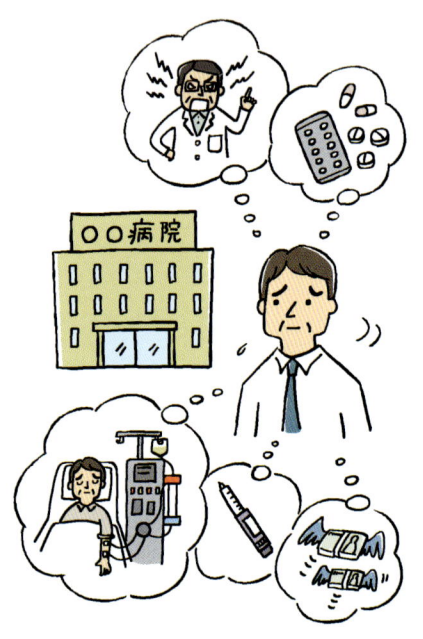

図13　糖尿病を指摘され，はじめて病院を受診する患者さんの心の内面
受診前の患者さんの心のなかは，医師からの叱責，生涯にわたる服薬，痛いインスリン注射，通院にかかるお金や時間など，さまざまなものに対する不安で溢れている

　言いようのない不安や，これまで病気を放置していたことに対する自責の念，「もうどうでもいいや」という病気に対するあきらめ（諦念），経済的な心配，受診のために時間をとられる不都合などなど，さまざまな負の要因を「**勇気**」で乗り越え，患者さんは病院を訪れるわけです．

　これは歯科外来でも同じこと．たとえば，智歯周囲炎で歯科医院を受診した男性を考えてみましょう．この方の頭のなかでは，おそらく次のような不安が渦巻いているはずです．

> ・歯医者さんに行かずにほったらかしにしていたことをきっと怒られる…
> ・恐ろしいペンチで親知らずを抜かれるのかな…
> ・麻酔で痛い注射をブスブス打たれるに違いない…
> ・抜歯はさぞかし痛いんだろうな…
> ・抜歯した後に顔が腫れ上がったら仕事どうしよう…
> ・お金足りるかなぁ…

　しかし，患者さんはこうした山ほどの不安をみずからの勇気で振り払い，意を決して歯科医院を受診したのです．ここで，患者さんの気持ちと行動を"勇気のシーソー"に例えるとわかりやすいでしょう（図 14）．

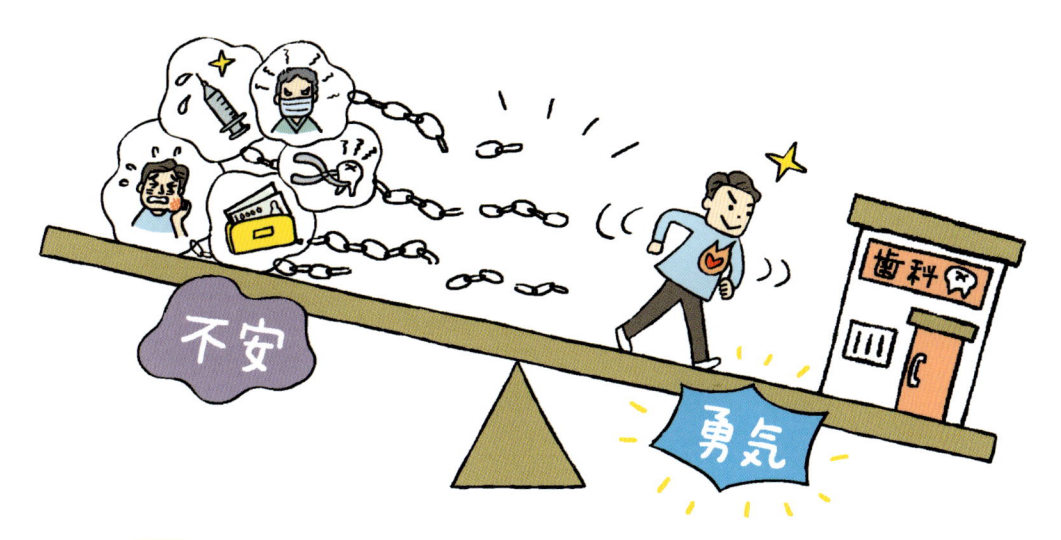

図 14　勇気のシーソー
どのような患者さんであろうとも，その人は**勇気が不安に打ち勝っている**からこそ来院している．この事実に気づくことができれば歯科外来は生まれ変わる

湧き上がる敬意

　冒頭で紹介した調査結果のとおり，多くの日本人は**心のなかを不安や恐れに支配され，歯科医院から遠ざかっている**のです．これに対して，皆さんの目の前に座っている患者さんは，**不安や恐れを勇気で乗り越えた"ありがたい人"**といえるでしょう．「ありがたい」は漢字で「有り難い」と書きます．「有り難い」とは字のとおり，「めったにない貴重なこと」という意味です．患者さんが歯科外来を訪れることを当たり前ととらえず，そのなかに"有り難さ"を見出し，感謝と敬いの気持ちを向けていきましょう．外来で「**定期通院の有り難さ**」がみえてきたとき，世界は一気に変わります．この貴い事実に気づくことができれば，患者さんへの敬意が心の底から湧き上がるからです．

　「この方は，勇気のシーソーが傾いたからこそ来院してくださっている！」——その勇気をたたえ，敬うことから，信頼関係の構築を始めましょう．

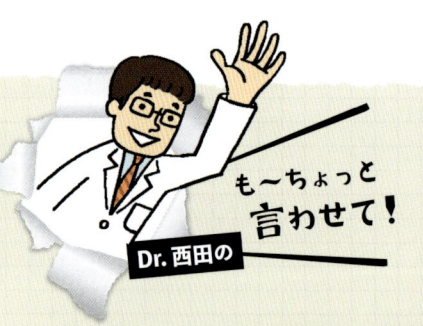

Dr. 西田の　も～ちょっと言わせて！

　毎日の外来には，さまざまな患者さんがやってきます．見るからに人のよさそうな患者さん．近づくのも怖い拒絶オーラを全身から醸し出している患者さん．私たちも人間ですから，感じのいい人に対しては自然と笑顔になりますが，眉間にしわが寄った人にはこちらも思わず身構えて，表情が硬くなってしまいます．それは人間であればごく普通の反応なのですが，私たちはプロフェッショナルなのですから，どなたに対しても同じ柔らかな表情で接する公平な姿勢が求められます．

　この対応を"義務"としてとらえると，心が通わない形式的なものになってしまい，ときとして相手を怒らせてしまいます．一方，不快や怒りを含んだ表情の患者さんの向こうに勇気のシーソーがみえれば，事態は大きく変わります．

　「この患者さんは，1週間も痛みに耐え，がまんしきれなくなったから今日，大きな不安を乗り越えて来院された．しかも，周囲にたくさんの歯科医院があるなかで，当院を選んでくださった！」——このようにとらえることができれば，そこには有り難さが浮かびあがり，「よく来てくださいましたね！」と敬意や感謝が生まれることでしょう．これこそが，**義務を超えた感謝の力**なのです．

メインテナンスで患者さんと歯科衛生士の双方が「幸せ」になる！

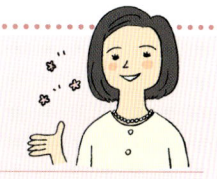

　皆さんの患者さんは，メインテナンスを継続されていますか？　患者さんによっては，中断してずっと来られていない方，なんとか来院したときには歯周病が進行し，抜歯が必要になってしまう方もいませんか？　歯科衛生士として，このようなケースをできるだけ少なくしたいですね！　メインテナンスを継続していただくためには，患者さんとの信頼関係を構築することが大切です．そのために，患者さんが来院するまでの気持ちを理解し，患者さんの勇気をたたえ，敬う心を「今日も来てくださってありがとうございます」という言葉にし，こちらのそうした想いを患者さんに伝えましょう．

　ビジネス誌『PRESIDENT』の2012年11/12号で「リタイア前にやるべきだった……後悔トップ20」と題し，55〜74歳の男女1,000名を対象に調査した「健康における後悔トップ3」が公表されましたが，なんとそのトップは「歯の定期検診を受けておけばよかった」でした．さらに，同誌の2018年1/1号では「40歳代からメインテナンスしておくべきだった身体の部位」を調査し，その結果も，64%もの方が後悔のトップとして「歯」をあげていました．今後，「歯」にまつわる問題が患者さんの後悔の種にならないように，患者さんの勇気をたたえる言葉で敬意を示してみましょう．きっとメインテナンスの継続につながると信じています．

　メインテナンスは，患者さんに幸せになっていただくためにあります．そして，患者さんの幸せは歯科衛生士の幸せでもあるという気持ちをぜひ忘れないでください．

（武井）

「前向きな言葉がけ」で
患者さんを勇気づける

　ここまでは「患者さんとの接し方」を中心に見直してきましたが，いよいよ「患者さんへのかかわり方」について考えてみましょう.

「行動変容の強要」で去っていく人々…

　前項で述べたとおり，糖尿病も歯周病も，生涯にわたる通院が必要な疾患です.そして，両者は患者さんの「行動変容を必要とする」点において，共通しています.具体的な行動変容の中身は，糖尿病患者であれば食事制限や運動習慣の確立，歯周病患者であれば正しいブラッシングや歯間清掃習慣の確立などがあげられます.しかし，患者さんにこれまでの生活を変え，新しい習慣を実行してもらうことは，長い経験を積んだ医療従事者にとっても難題です.

　かく言う筆者も，以前は「どうしてそんなに食べるのですか？」「どうして運動できないのですか？」と，患者さんができないことを並べたて，責め言葉を投げかけていました.こちらの脅しに屈して言うことを聞いた方もなかにはいらっしゃいましたが，その多くは一時的なもので，すぐに元の悪習慣に戻ってしまいます.そして，脅しに嫌気がさした方は，通院を中断し，いつの間にか私の外来から消えていたのです（図15）.

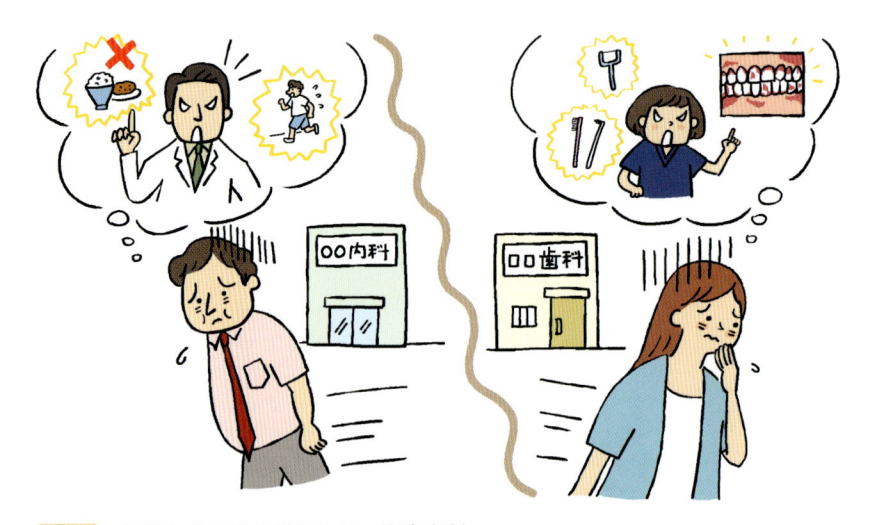

図15　行動変容の強要がもたらす治療中断
医科も歯科も，患者さんに対して行動変容を求めているが，その期待に応えられる人は少ない.そして行動変容の強要と，指導を守れないことに対する叱責は，治療中断という最悪の結果をもたらす

通院中断は最大の悪，通院継続こそが最高の善

大学病院勤務時代の筆者は，それでも「言うことを聞かない患者さんが減ってよかった」程度にしか思っていませんでした．勤務医の給料は，外来で5人診ようが50人診ようが，一定額だったからです．ところが，開業してからは考えが180°変わりました．診療所の収入は，一人ひとりの患者さんの通院によってもたらされます．患者さん一人を失えば，診療報酬の減少につながり，積み重なれば経営や職員の給料にも響いてきます．この当たり前の事実に，筆者は恥ずかしながら50歳にしてはじめて気づいたのです．

一方，糖尿病の患者さんが通院を中断すると，網膜症の進行による失明や，血液透析に至る腎不全など，恐ろしい合併症が進行してしまうことがあります．歯周病の患者さんについても同様に，メインテナンスを放置したままにしていると一気に歯周病が進行し，歯を何本も失ってしまうことがありますよね．

このように，通院の中断は患者さん自身が「健康上の不幸」に陥ると同時に，医療従事者および医療施設も収入が減ることで「経営上の不幸」に至るのです．こうして筆者は，「外来における最高の善とは『通院継続』である」ことにようやく気づくことができました（図16）．

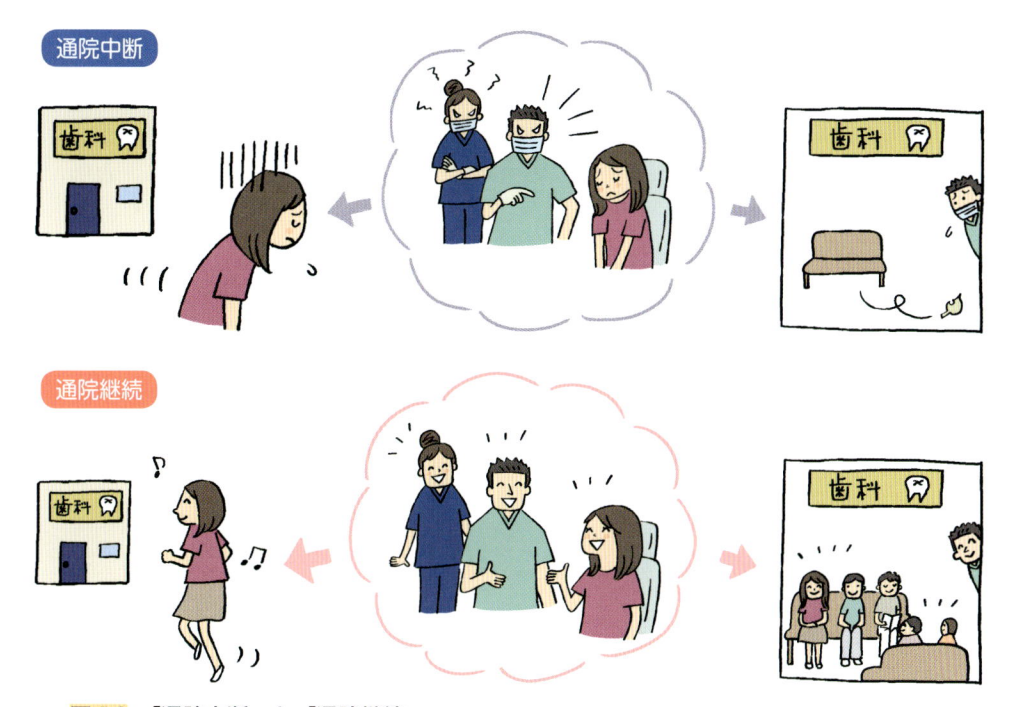

図16 「通院中断」と「通院継続」
通院中断は患者さんと歯科医院の双方に不幸をもたらす．これに対して，通院継続は「患者よし，スタッフよし，院長よし」の "三方よし" を実現する

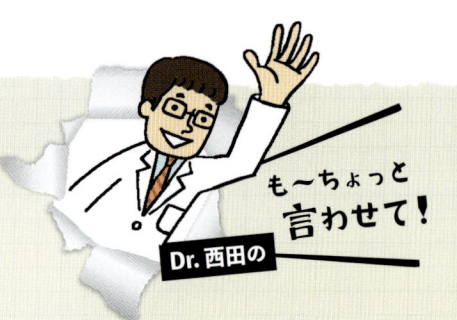

も〜ちょっと言わせて！
Dr. 西田の

　私たちは日ごろ通院してくださっている患者さんの顔は記憶に残していますが，「離れていった」人々のことは，いつの間にか忘れ去ってしまうものです．これからは，皆さんの目の前に座っている患者さんだけでなく，途中で通院を断念してしまった人々の存在にも，思いを馳せるようにしましょう．その現実がみえてくれば，定期的に通ってくださる方々への敬意と感謝が，よりいっそう湧きあがるようになるからです．

勇気づけが新しい一歩を生む

　このような経緯で，筆者はいまでは**行動変容よりも通院継続を重要視**しています．「まずは，患者さんに喜んで通っていただくこと．これが双方にとって，最善の道」と考えるからです．そして通院を継続していただければ，行動変容は後からついてくることに気づきました．

　さらに，行動変容に至った方々を注意深く観察していると，どうやらそのきっかけは「勇気づけ」にあるらしいことがみえてきました．皆さん自身のことを振り返ってみてください．人生のなかで大きな転機が訪れたとき，新しい一歩を踏み出す際には，「**誰かの何気ない一言**」がその原動力になっていなかったでしょうか？　食事制限，運動療法，慣れないブラッシング方法や歯間清掃など，これまでしていなかった新しい習慣に取り組むことは時間もかかるし，面倒くさいものです．誰だってやりたくはありません．人の常として，新しい一歩を踏み出すためには，勇気と覚悟が必要です．

　ところが…歯科外来には「このままでは歯が抜けてしまいますよ！」という脅しや，「あれだけ言ったのにどうして磨けないんですか？」という叱責（しっせき）が溢れてはいないでしょうか．脅しや叱責（しっせき）は，勇気づけとは対極にあるものであり，下手をすると通院の中断を招いてしまいます（**図17**）．この結果，多くの日本人は歯科医院に通わなくなってしまったのでしょう．

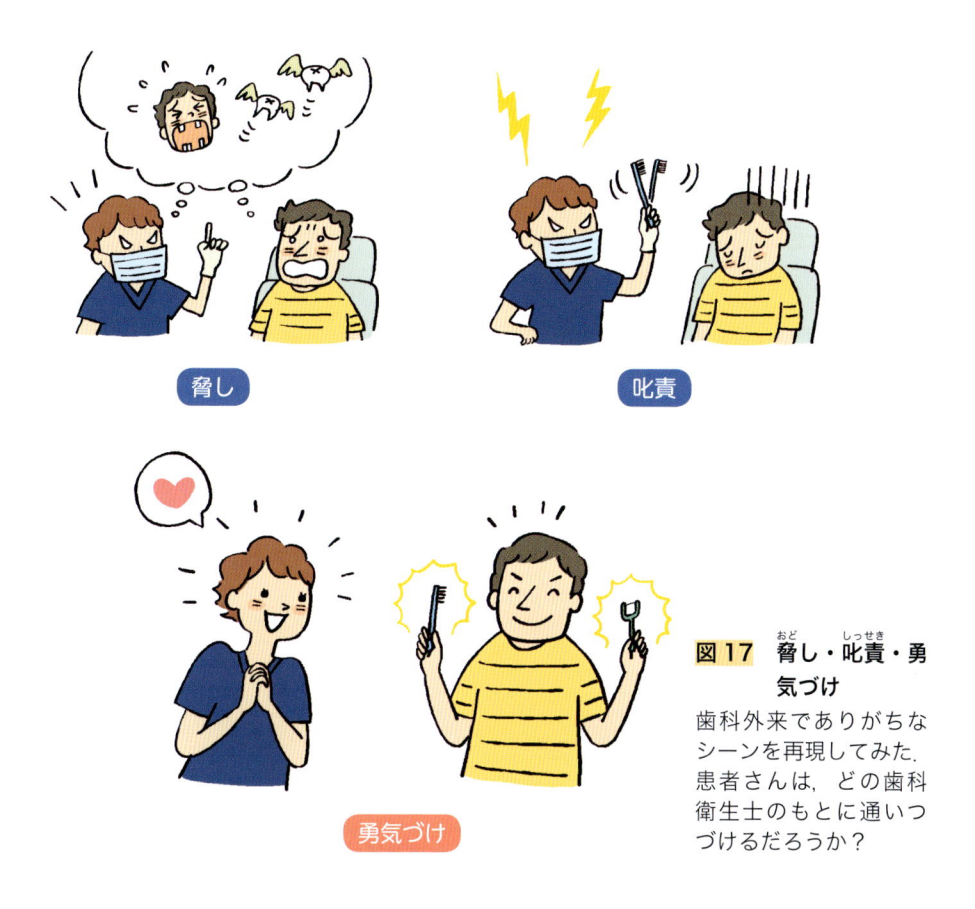

脅し

叱責

勇気づけ

図17 脅し・叱責・勇気づけ
歯科外来でありがちな
シーンを再現してみた.
患者さんは，どの歯科
衛生士のもとに通いつ
づけるだろうか？

　それでは，どうすれば歯科外来で「患者さんに勇気を与える」ことができるので
しょうか？　そのヒントは，医科外来と歯科外来の違いを考えるとみえてきます.

糖尿病外来の悲しさ…

　筆者は糖尿病専門医であり，毎日外来で診療にあたっています．初診の方，治療
が始まって間もない方，5年以上も通院していただいている方，さまざまな患者さ
んがいらっしゃいますが，全員の血糖値がよくなるわけではないのです．統計デー
タをとったわけではありませんが，全体としては糖尿病が改善している方が3割，
現状維持の方が3割，悪化している方が3割…といった感じでしょうか．こちらは
最善の治療を行っているつもりでも，旬の甘い果物が出回ったり，職場の都合で生
活が不規則になったり，家庭で介護の悩みを抱えられていたり，癌がみつかったり
と，さまざまな要因で血糖値は乱高下してしまいます.

　筆者も人間ですから，血糖値が下がるとうれしくなりますが，前回に比べて上
がっていると，ついつい眉間にしわを寄せてしまいそうになります．自分の力不足
に，落胆してしまうこともしばしばです．ところが….

歯科の外来は必ずよくなる場

　歯科の外来は違います．たとえば，メインテナンスで来院されている患者さんを思い浮かべてみてください．歯石を除去し，歯面を磨き，根面を滑沢にすれば，来院時に比べて歯はツルツル・ピカピカになりますよね．歯科衛生士の皆さんが手仕事を行うことで「お口の中は必ずきれいになる」わけです．歯科でクリーニングを受けて，お口の中が余計に汚れた…などという話は聞いたことがありません．

　「ユニットに座ったからには，お口は必ずきれいになる」──歯科の方々にとっては当たり前のことかもしれませんが，医科で患者さん全員の身体状況を改善することは不可能なのです．だから，筆者は歯科の皆さんがうらやましくてなりません（図18）．

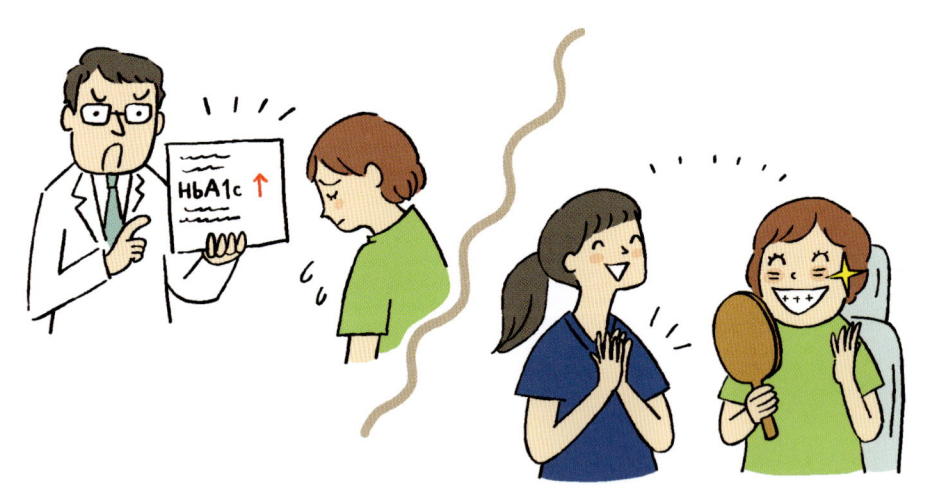

図18　医科の外来 vs 歯科の外来
医科の世界では，すべての患者さんの身体状況を改善させることはできない．しかし，歯科のメインテナンスでは，患者さん全員の口腔状況を改善させることができる

お互いの喜びを言葉で伝える，それが勇気づけ

　勇気づけの道は深く，さまざまなアプローチ方法がありますが，医科外来と歯科外来の違いが理解できれば，もっとも簡単で確実な方法がみえてきます．以前に比べてよくなったことを言葉にし，褒めたたえ，いっしょに喜び合うのです．

　ここで，美容院でカットが終わったシーンを思い浮かべてみましょう．ヘアスタイルはきれいになったのに，その事実には触れることなく，事務的に次の予約日を確認する美容師．一方，素敵なヘアスタイルになったことを言葉で伝え，笑顔で

いっしょに喜んでくれる美容師．皆さんは，どちらの美容院に通いたいでしょうか？（図19）

　──もちろん，後者ですよね．「とってもよくなったから，また次回も来たいわ！」と思うのはごく自然のことです．「次回も訪れる」，これこそ立派な行動変容であり，そのきっかけになった言葉がけは，勇気づけに相当します．ただ一言の声がけが，相手に勇気を与え，新しい一歩を踏み出すことにつながるのです．この様子は，歯科外来においても同じではないでしょうか？

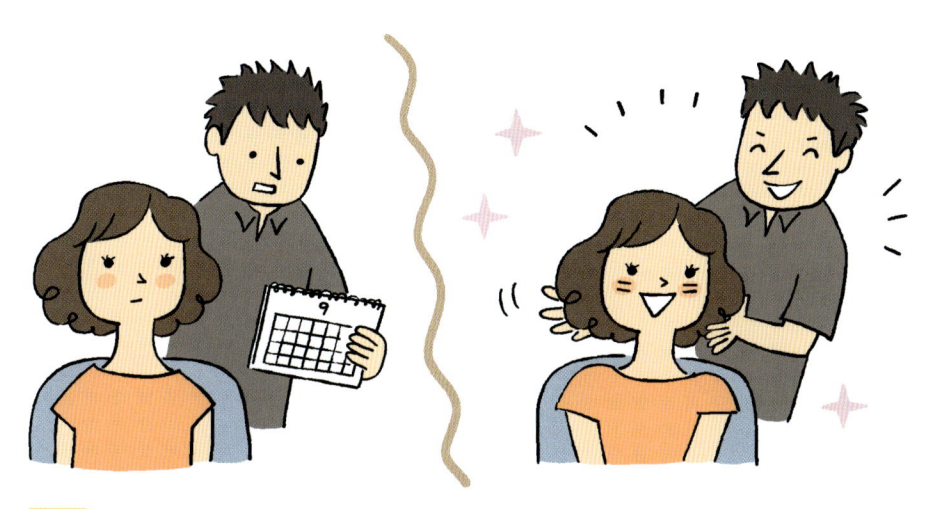

図19　美容室での言葉がけ
「事務的なカット」で終わるのか，「相手に喜びを与えるカット」で終わるのか．この違いは，終わった後の言葉がけの有無で決まる

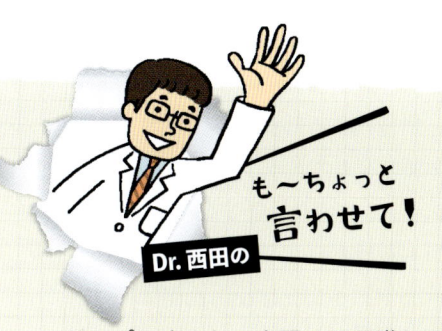

も〜ちょっと言わせて！
Dr. 西田の

　歯科でメインテナンスを受ければ，来たときよりも帰るときのほうが，必ずお口の中はきれいになっています．この事実に，皆さんは気づかれているでしょうか？　口腔が清潔になり，サッパリすると，人間は不思議と元気がみなぎってきます．しかし，患者さんの多くはこのような変化に気づいていません．だからこそ皆さんは，口腔内が清潔になり，歯面がピカピカになった事実を言葉にして，患者さんを勇気づけてあげなければなりません．そしてこの勇気づけが，次なる受診へとつながっていくのです．

患者さんに「感謝」！

苦手な患者さんはいませんか？

　白状しますと，筆者は 20 代のころはもちろん，40 代に至るまで "苦手な患者さん" がかなりの数いました．けれども開業して 7 年経ったいま，苦手な患者さんはゼロになっています．若いころといまの自分は，何が違うのか？　それは，**すべての患者さんに対して「感謝の気持ち」をもつ**ことができるか，この一点に尽きると思うのです．

　サービス業という観点からとらえれば，医業はホテル業に似ています．一流ホテルの受付は，感じのよいお客さんであろうが，気難しいお客さんであろうが区別はしません．誰に対しても同じ笑顔，同じ敬語，同じ物腰で対応します．「**誰に対しても公平に接する**」ことこそが，プロフェッショナルの姿勢です．好きなお客さんにはていねいに接し，苦手なお客さんには距離をおくような接客は不公平であり，それはアマチュアにすぎません（**図 20**）．

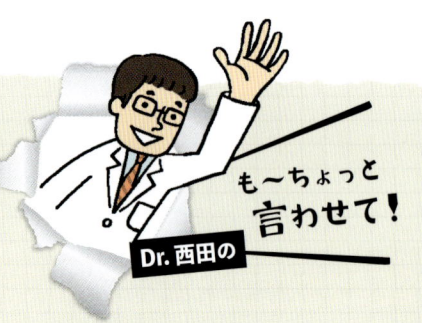

も〜ちょっと
言わせて！
Dr. 西田の

　私は大学病院勤務が長かったのですが，この間に，外来や病棟で山ほどのトラブルに対応してきました．病棟医長として，ベッドサイドで患者さんのお話を伺いながら何度となく頭を下げてきたものですが，そのときに気づいた事実が，ここで紹介した "公平性の欠如" です．医師や看護師は患者さんを区別しているつもりはないのですが，無意識のうちに「自分が好きな人」と「自分が嫌いな人」への対応を変えているのです．この "不公平性" を患者さんやご家族が見抜いたとき，怒りが生まれます．プロフェッショナルたるもの，**患者さんに好きも嫌いもありません**．嫌いな患者さんが存在するようであれば，医療従事者としてまだまだアマチュアであることはもちろんですが，逆に**好きな患者さんが存在することもまた，アマチュアの証**であることに気づかなければなりません．好き嫌いという感情を生み出すのは，相手ではなくあくまで自分です．自分のなかから "苦手な患者さん" や "好きな患者さん" が消え去ったとき，それが医療のプロフェッショナルの境地なのだと私は考えています．

ホテル業の場合

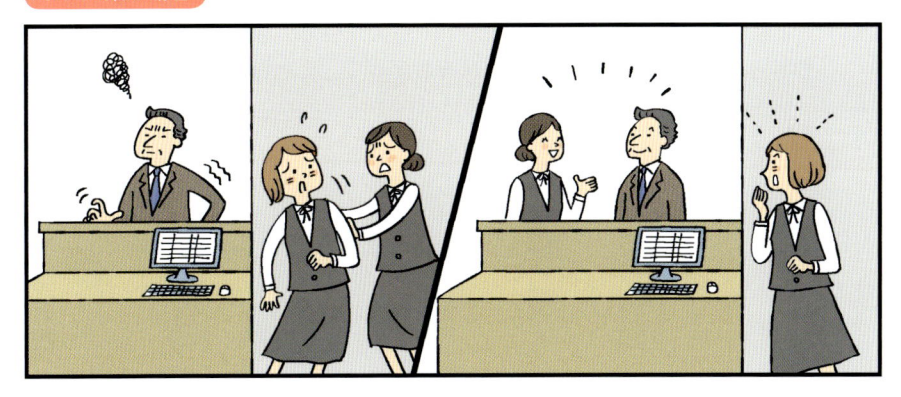

歯科外来の場合

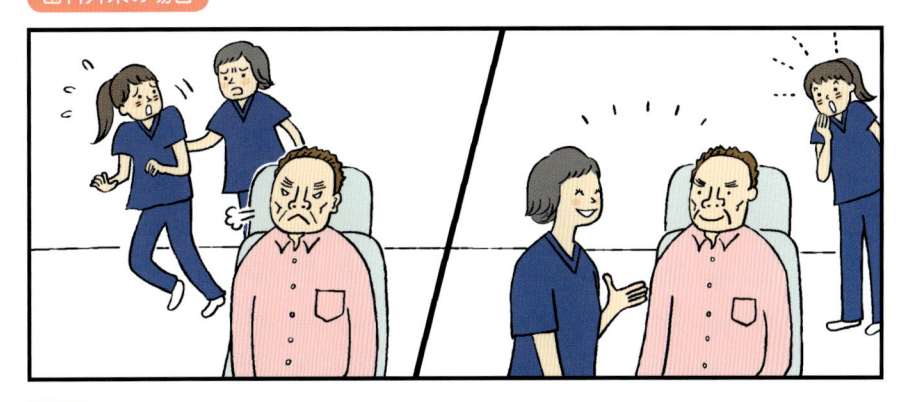

図 20　アマチュアとプロフェッショナルの違い
一部の相手に対して苦手意識がある限りはアマチュアである．プロフェッショナルであれば，すべての相手に対して公平に接することができなければならない．これは，ホテルであれ，歯科外来であれ，同じこと

　　しかし…私たちは人間ですから，最初に嫌な印象をもってしまうと，どうしても心と体が相手を拒絶してしまいます．人間がもつ，ごく自然な反応といってもよいかもしれません．無意識のうちに，自分のなかに植えつけられてしまう嫌悪や拒否の感情を，どうやって浄化していくのか？　ここで役立つ心の使い方が「感謝」なのです．

職場を支えてくれているのは患者さん

　　院長はもちろんですが，スタッフにとっても職場は大切な宝です．いくら優れた技術と知識をもっていても，患者さんと出会う場がなければ医療従事者は社会に貢献することはできません．

　　では，かけがえのない職場を支えているのは誰なのでしょうか？　それは，毎日

来院してくださっている多くの患者さんなのです（図21）．皆さんのお給料は，院長からやって来るのではありません．一人ひとりの患者さんからいただいているのです．「**患者さんやご家族が支えてくださるおかげで，私たちの職場は成り立っている**」——この事実を意識できるようになれば，すべての患者さんに対して，心の底から感謝の思いが湧き上がることでしょう．

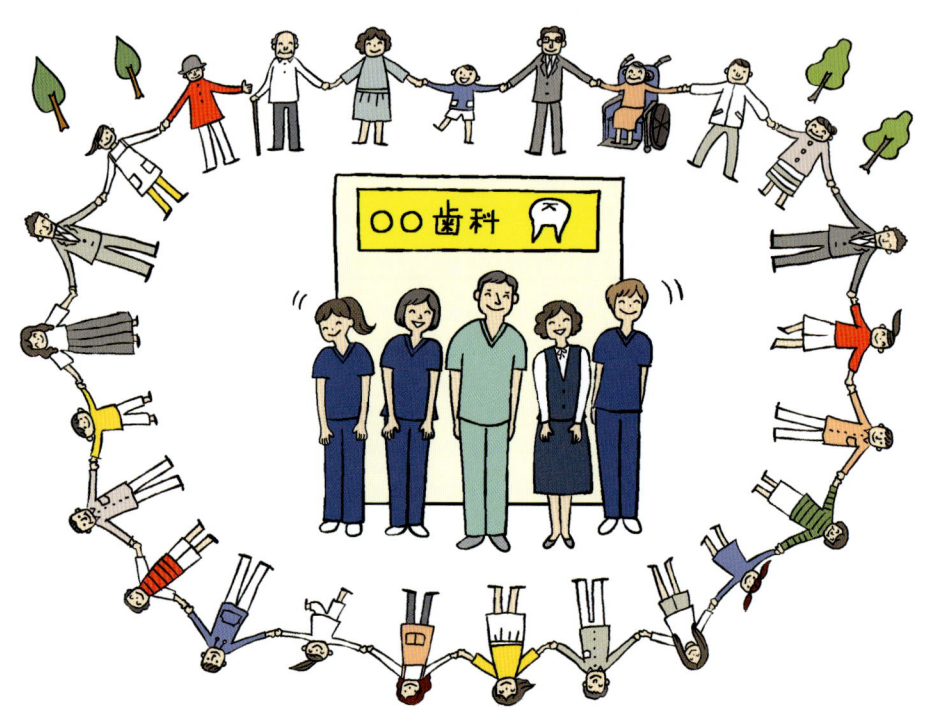

図21 誰が職場を支えてくれているのか？

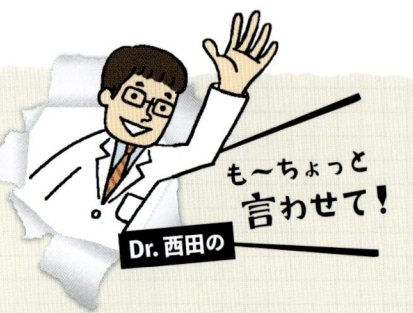

Dr. 西田の も〜ちょっと **言わせて！**

医科の場合，小児科は子ども，産婦人科は赤ちゃんと女性，内科の外来は中高年，整形外科は高齢者と，標榜科によって通院する世代に大きな偏りがあります．これに比べて，歯科外来には子どもから高齢者まであらゆる世代が訪れるという，医科にはない素晴らしさがあるのです．図21 が示すとおり，院長をはじめ，歯科衛生士，歯科助手，受付のスタッフ全員を地域の皆さんが手をつないで支えてくれています．なんと感動的な情景でしょうか！　どうか皆さんはその期待に応え，口腔衛生管理をとおして地域をより健康な町へと導いてあげてください．

外来での出会いは "ご縁"

「ご縁」というのは，古くから日本に伝わる言葉ですが，筆者は日ごろの外来でつねに意識しています．たとえば，初診の患者さんが来院された場面を考えてみましょう．街中にたくさんの歯科医院が並んでいるなかで，目の前の患者さんはどうして皆さんの医院を選んでくださったのでしょうか？ 「近所だから」「ネットの検索で出てきたから」「知り合いの紹介だから」…その理由はさまざまでしょうが，人と人との出会いに偶然はありません．**出会いには，何かしら運命的で，必然ともいえる理由がある**と考えるほうが，人生は豊かになります．出会いに対するこの前向きな考え方がご縁なのです（**図 22**）．

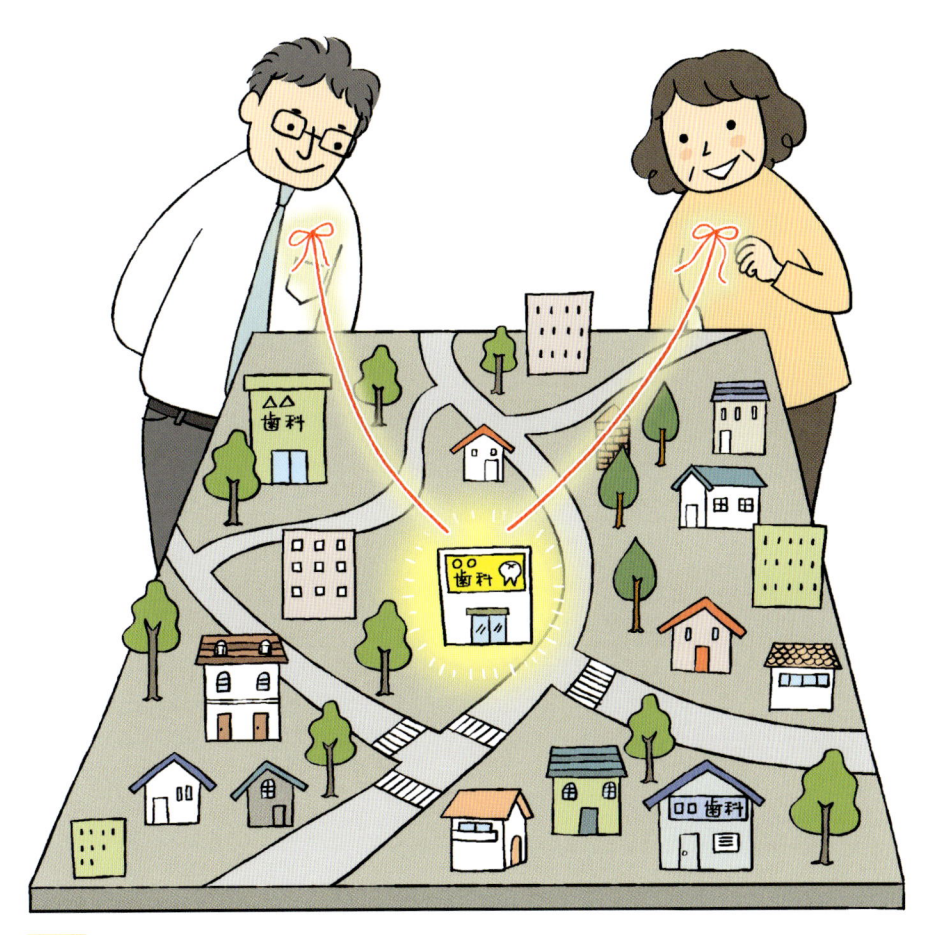

図 22 **得がたい「ご縁」に感謝する**
外来での出会いは決して "偶然" ではない．患者さんとあなたの医院は目に見えないご縁で結ばれている

すでに述べたとおり，日本人にとって歯科を受診することは，決して当たり前のことではありません．そして，皆さんと患者さんとの最初の出会いもまた偶然によるものではありません．そこには貴いご縁があるのです．いただいたご縁に感謝する明るい日々を過ごすのか？　それとも受診を当たり前のこととととらえ，感謝の気持ちをもたない，寂しい人生を過ごすのか？　これからどちらの道を選ぶかは，あなた次第です．

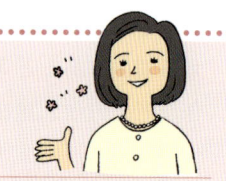

歯科外来は患者さんのセルフエスティームを高める場！

　"必ず口腔がよくなる"という歯科外来の長所を活かすためには，お口がきれいになったことを賞賛する，前向きな言葉がけが重要だということを学びました．せっかく時間をかけて患者さんのお口をきれいにしたのですから，「お疲れさまでした」といった"後ろ向き言葉"で終わってしまうのはもったいないですね．きれいになったお口を患者さん自身にも見てもらって，その喜びを共感する——そんな体験をしたら，患者さんは次回の来院が待ち遠しくなるでしょう．

　私も行動変容につながる健康教育法について研究をしていますが，あらためて，歯科外来は「患者さんの『セルフエスティーム』を高める場」であると実感しました．セルフエスティームとは「自分の能力や価値に対する自信の程度」です．重要な他者からの評価や，成功や失敗の経験などを通じて形成され，人のとる行動に大きな影響を与えます．つまり，「自分の口がきれいになった」という喜びと自信，そして歯科衛生士からの賞賛は，"きれいなお口を保ちたい"という勇気を生み出すと考えられます．さらにホームケアの実践，メインテナンスの継続につながり，患者さんも歯科衛生士も幸せになるのです．　　　　　　　　　　　　　　　（武井）

体験編

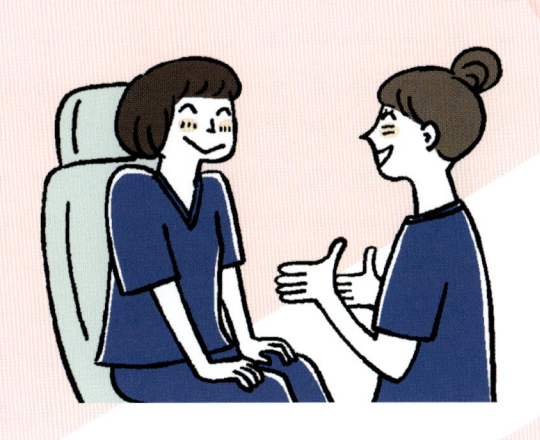

ロールプレイングに挑戦！

　それでは，**学習編**で学んだ知識をもとに，いよいよチェアサイドでの実践にチャレンジしてみましょう．知識は実践してこそ，身につくのです．

　医療面接では，実践を学ぶ際に「ロールプレイング（role playing）」を重要視します．ロール（role）とは役，プレイング（playing）とは演じること，すなわち「**役を演じる**」ことを意味します．この役には二役あり，1つは「患者役」，もう1つが「医療従事者役（スタッフ役／DH役）」です．加えて**一人が両方の役を演じることが重要**になります．**患者役を演じることで，私たちははじめて患者さんの気持ちが理解できるようになる**からです．

　ロールプレイングは通常，二人一組で実施し，終わるたびにフィードバックを交互に行います．最初に患者役から，次にスタッフ役から，自分が感じたこと，考えたことなどを言葉にして伝えます．

ロールプレイングの方法

> ① 患者役，医療従事者役を決める
> ② ロールプレイングを実施する
> ③ 患者役からフィードバックを行う
> ④ 医療従事者役からフィードバックを行う
> ⑤ 配役を交代し，繰り返す

　ロールプレイングは歯科衛生士だけでなく，歯科医師，歯科助手，受付など多職種で行うことをお勧めします．異なった職種同士でロールプレイングを行うことで，受付や歯科助手ならではの視点や意見を学ぶことができるのです．

　そして**ロールプレイングには，医療面接に熟達するだけでなく，スタッフ同士の絆をより深める潤滑油のような効果もあります**．ぜひ，院内のスタッフ全員で取り組んでみてください．

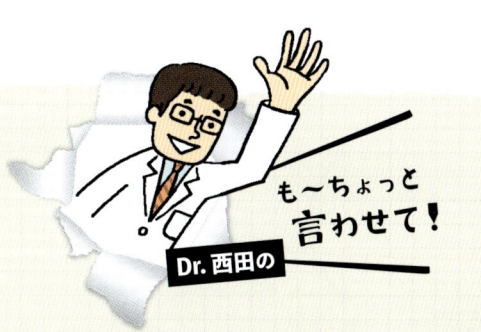

Dr. 西田の も〜ちょっと言わせて！

セミナー後に,「うちの職場は雰囲気が悪いので, スタッフ同士でロールプレイングを実施できる環境にありません. どうすればよいでしょうか？」というご相談を受けることがあります. 私は医学部在籍時代, 医学生に向けて「冬休みの間は, 家族や友人の胸を借りて医療面接のロールプレイングに励むように」とアドバイスしていました. 素直な学生は, 年末年始に実家に帰った際に両親や兄弟, 祖父母を相手に10回, 20回とロールプレイングを繰り返し, 休み明けには驚くほどの成長ぶりをみせてくれました. そのときの様子を学生に尋ねると, 特にご両親や祖父母が喜んで患者役を買って出てくれたそうです. 子や孫が医師を目指して勉強する姿を目にすることができるうえに, 自分がその役に立てるのですから,「それはいい親孝行, おばあちゃん孝行をしたね」と学生を手放しで褒めたことを覚えています. 友人同士で練習した学生たちも, 同じように目覚ましく成長していました.

院内では難しいという方も, できないことを嘆くのではなく, **できることを探してチャレンジしてみてください.**

まずはみんなで体験してみよう！ 「チェアサイドの教授回診」の恐ろしさ

それでは, いよいよロールプレイングに挑戦してみましょう. まずは,「チェアサイドの教授回診」です（p.16参照）.

1台のユニットの周りに, できるだけ多くのスタッフが集まってください. そして一人が患者役になり, 水平にしたユニットで横になりましょう. 残った人たちは, **マスクを着用して患者役を静かに見下ろすのです.** ただ, 静かに見下ろすだけです. **患者役は寝たままで, 自分が感じたことをできるだけ具体的に述べてください.**「目が怖い」「威圧感がある」など, 断片的な言葉を並べるだけで構いません. 自分が感じたままに語ることが, 何よりも大切です. そして, **スタッフ全員が患者役を体験する**ことが大切です.

日ごろ何気なく行っているチェアサイドでの行為が, 実は大学病院の教授回診となんら変わらないことがおわかりいただけるかと思います（**図1**）.

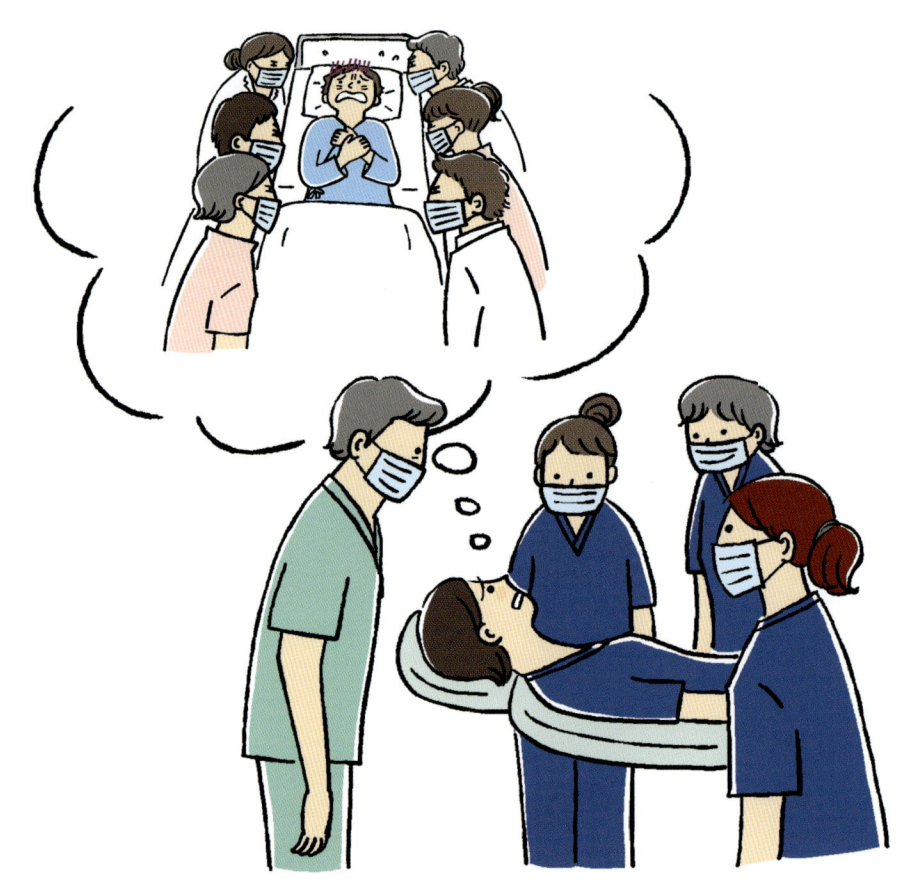

図1 「チェアサイドの教授回診」の恐ろしさをスタッフ全員で体験してみよう！

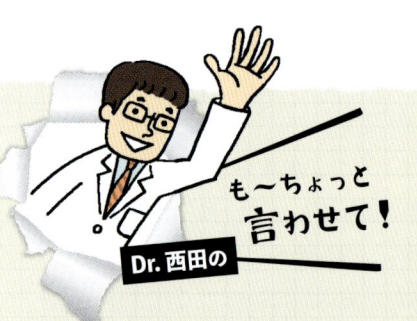

Dr. 西田の
も～ちょっと
言わせて！

チェアサイドの教授回診の恐ろしさは，自分が患者役を体験してみない限り，決してわかりません．まずは，だまされたと思って横になってみてください．外来で実施することが難しければ，自宅のベッドで家族を相手にチャレンジすればよいのです（マスク着用を忘れずに）．むしろ，家族が患者役になったほうが新鮮な意見を教えてくれますし，特にお子さんは喜んで参加してくれると思います．「お母さん，こんな仕事してるんだ，すごいな」と，家族からの理解も深まることでしょう．

マスクに隠された「素顔」の力

　先ほどの教授回診ですでにおわかりいただけているかと思いますが，マスクを着用したスタッフの顔というのは，患者さんからは「鬼面」のように見えます．マスクはお面と同じなのですが，**マスクをつけた状態と外した状態を比較する**ことで，患者さんが私たちの「**素顔**」をとおして，どれだけ安心できるかを実感できるようになります．

まずは「マスクあり」で！

　ここからは，二人一組でロールプレイングを行います．患者役とスタッフ役を決め，1回目はスタッフ役がマスクをつけたまま「○○さん，こんにちは」と挨拶します．この間，患者役は聞くだけです．

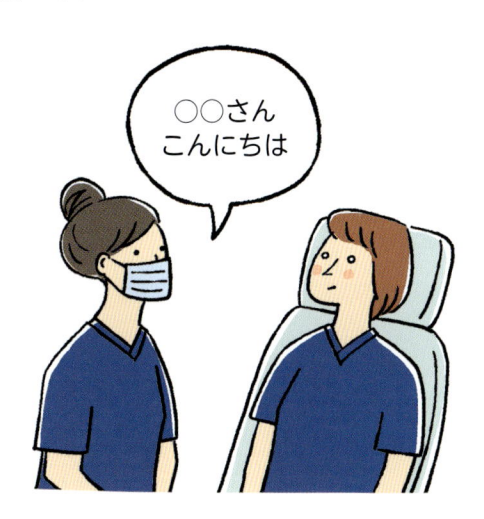

○○さん
こんにちは

フィードバックをしよう

　ロールプレイングの後は，二人でフィードバックを行います．まず，患者役が「自分はどのように感じたか」を，一つひとつ具体的に説明します．たとえば「冷たい感じがした」「声がよく聞こえなかった」などのように．当たり前のことでもよいので，ここで**自分が感じたことをすべて言語化する**ことが大切です．この「言語化

トレーニング」をとおしてはじめて，共感ができるようになるのです．

次に，スタッフ役が「話しながら自分はどう感じたか」を報告します．「手応えがなかった」「しゃべっていて事務的な感じがした」などなど．フィードバックが終わったら，配役を交代して，もう一度ロールプレイングを行います．

ここでは，スタッフ役と患者役の双方が「**マスク着用の問題点**」を抽出することが目的です．私たちがマスクを着用していると，患者さんにはどのような気持ちや恐れが生じるのでしょうか？　二人で徹底的に議論してみてください．

次は「マスクなし」で

次は，マスクを外して同じことを行います．フィードバックも交互に行ってください．

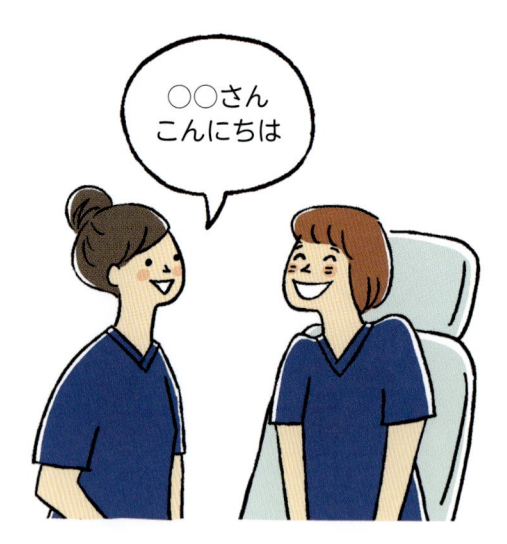

さて，今度はどうだったでしょうか？　患者役の側にもスタッフ役の側にも，驚くほどの変化が生まれているはずです．先ほどとは違い，「笑顔がとてもよかった」「真心が伝わってくるようで安心した」「声が聞こえやすくて，とてもやさしく感じた」など，賞賛のオンパレードになることでしょう．そしてスタッフ役の感想も，「さっきとは違ってきちんと伝わっている感じがした」「相手の表情がよく見えて，自分も明るい気持ちになった」など，様変わりしているはずです．

マスクを外したロールプレイングでは，患者役からのフィードバックが重要になります．マスク着用時と比べれば，マスクを外したスタッフの表情は際立っていますよね．このとき，「何が際立っているのか」を**具体的に，徹底的に褒めまくる**のです．「マスクがないほうが断然素敵！」「笑顔に思わず胸キュン♥」「あなたの目がやさしくてウットリ」などなど．

　だから，今回のロールプレイングの順番は「マスク着用が先でマスク外しが後」なのです．何事も比較することで，違いが際立ちますからね．

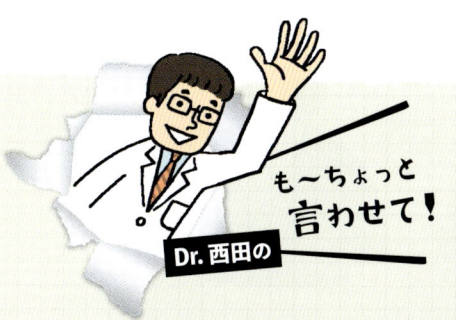

も〜ちょっと
言わせて！
Dr. 西田の

　以前，次のような相談を受けたことがあります．「先生，うちのあるスタッフは出勤時から帰宅する時まで，ずっとマスクをつけたままなんです．患者さんに挨拶するときなどは外すように何度かアドバイスしたのですが，それでも変わりません．これ以上指摘すると辞められてしまいそうなので，怖くて言えないんです．どうしたらいいでしょうか？」．実は，似たような質問を全国で受けるのですが，これはいまの学校教育や日本社会に問題があると私は考えています．たとえば，最近は学年に一人でもインフルエンザ患者が発生すると，全員にマスクを着用させる学校があります．いまの若い人たちはこのような環境で育っているため，マスクをつけることは，服を着るのと同じくらいごく自然なことになってしまっているのです．そして，マスクの着用が相手に警戒心を抱かせ，自分の第一印象を損なう原因になっている事実を知りません．だから，マスクを外すように言うだけでは，伝わらないのです．

　マスクのロールプレイングには，そのような人たちにマスクの恐ろしさと，自分の素顔の素晴らしさに気づかせる力があります．ちなみに，海外でマスクをしていると「お前は結核なのか？」と真顔で心配されるそうですよ．

胸キュン笑顔を目指して

　p.15 のコラムにも書かれていますが，笑顔はコミュニケーションにおける最高の潤滑油です．心からの笑顔で話しかけられて，不快に思う人はいません．しかし笑顔づくりは，意外と難しいものです．なぜなら，普段の自分の表情は，自分ではわからないからです．

　それではどうすればよいのでしょうか？　先ほどのマスクのロールプレイング後に，相手の表情もフィードバックしてあげるのです．たとえば，笑顔について図2のように3段階で評価してみましょう．相手に面と向かって「○○さんは事務的ですね」とは言いづらいでしょうから，各施設で「採点札（図2）」を作って，活用してみてください！

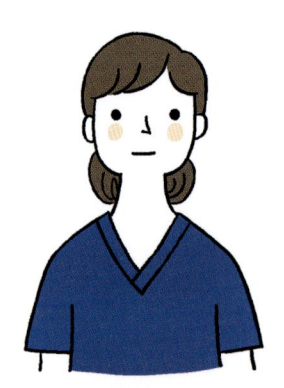 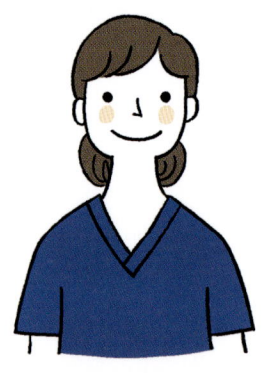 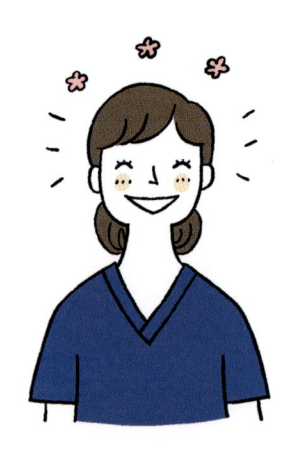

① 事務的　② 感じがいい　③ 胸キュン♥

図2　ロールプレイングで使おう！　笑顔の3段階評価
ロールプレイングの最初は，ほとんどのスタッフが①の事務的な表情で終わってしまうが落ち込む必要はない．ふとした表情の折に，必ず②の"感じがいい"瞬間，そして③の"胸キュン"の瞬間があるはずである．患者役はその瞬間を見逃すことなく「○○さん，いまです！　いまの笑顔ですよ！」と，その場でフィードバックしてあげてほしい

　下記URL，もしくはQRコードから「採点札」をダウンロードし，スタッフ役の笑顔を採点してあげましょう．スタッフ役の表情が「胸キュン」の笑顔になったら③の札を上げ，相手をしっかり賞賛してあげましょう！

https://www.ishiyaku.co.jp/ebooks/422710/goods.aspx
⇒ PDFをダウンロードし，丸く切り取って割り箸などにつけて，採点札を作りましょう．

 ⇒①～③で当てはまるものをタップすれば，
スマートフォンやタブレットがそのまま採点札に！

　やってみるとわかりますが，先輩歯科衛生士といえども，①が意外と多いはずです（院長も…）．そういうときは「ちょっとだけですが，事務的な感じがしました．でも，もうすこし笑顔が入ると患者さんはすごくうれしいと思います」とコメントし，2回目で改善していれば「うわ～～～すごい！　○○さん，さっきと全然違いますよ．もう私，すっかり胸キュンです！」と，拍手しながら称賛するのです．フィードバックは明るくオーバーに，ジェスチャーと拍手を添えることがポイントです．拍手についても，最初はほとんどの人ができないためお互いに注意し合いましょう（スタッフ同士で拍手できない人が，患者さんを前にしてできるわけがありません）．

そして胸キュン笑顔のコツは，"この患者さんに健口で幸せになってほしい"，その真心（まごころ）を笑顔にのせるだけです．

笑顔のロールプレイングとフィードバックを5回も繰り返せば，③を上げてもらえるようになることでしょう．すると「あの無表情だった○○さん，笑顔はあんなに素敵だったんだ」「○○ちゃん，あの笑顔なら人気 No.1 になれちゃうね」などなど，思わぬ"お宝"が院内に埋もれていたことが明らかになるでしょう．

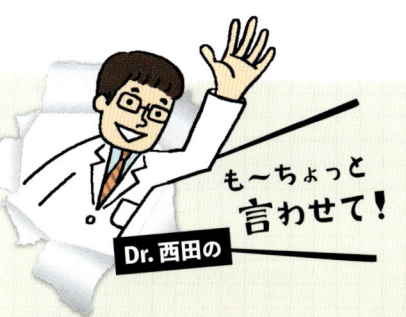

Dr. 西田の「も〜ちょっと言わせて！」

日本人は外国人に比べると，感情表現，特に相手を褒めることが大の苦手です．外国人を観察していると，とにかく身振り手振りが大きく，表情も豊かです．私は，講演と外来はどちらも同じプレゼンテーションと考えており，声や仕草の表現を極力オーバーに演じるよう，つねに意識しています．幸い，外来において毎日何十人もの患者さん相手にプレゼンテーションを行う機会があるので，その成果が講演にも表れているのです．有名な TED のプレゼンに出演する演者は，総じて身振り手振りが大きいですよね．ですから，歯科衛生士の皆さんは**チェアサイドという舞台**で，患者さんを相手に TED のプレゼンを演じるつもりで臨むのです．

ただし…何事も練習は必要です．私も，毎日外来で修練を重ねていますが，その具体的実践法の1つが「**賞賛**」です．「血糖値が良くなった」「体重が減った」「血圧が下がった」，検査結果で褒めるところがなければ「顔色がいいですね」「いつも若々しいですね」などなど，とにかく何か「相手の輝くところ」をみつけ出し，これを賞賛の言葉にして伝えるトレーニングを積んでいます．その意味で，**マスクを外した際のフィードバックでスタッフ役を褒めまくる**ことは，最高のトレーニングになるのです．そして，**褒めるときは必ず拍手を添える**ことを忘れずに．相手から拍手とともに賞賛されることが，どれだけの「勇気づけ」につながるか，自分自身の体と心で理解できれば，この経験は TBI などでも役立つことでしょう．

チェアサイドの「正しい位置」はどこか？

　ロールプレイングに慣れてきたところで，レベルアップしましょう．次は，「歯科衛生士はチェアサイドでどこに座るべきなのか？」，この問題について検討します．「考えるもなにも，歯科衛生士が座る場所は決まっているでしょう！」と思われた方も，どうかしばらくおつきあいください．

高低差が威圧感を生む

　チェアサイドにおける患者さんとの位置関係を考える場合，大きく「高さ」と「方向」の2点に注意を払わなければなりません．まず，高さの影響を見てみましょう．

①「上から目線」の場合

　患者役とスタッフ役とでペアになり，丸椅子を2つ用意してください．患者役は椅子に座ります．スタッフ役は最初は立ったまま（マスクは外して），正面から患者役に「○○さん，こんにちは」と挨拶します．今回は，フィードバックはまだしないでください．

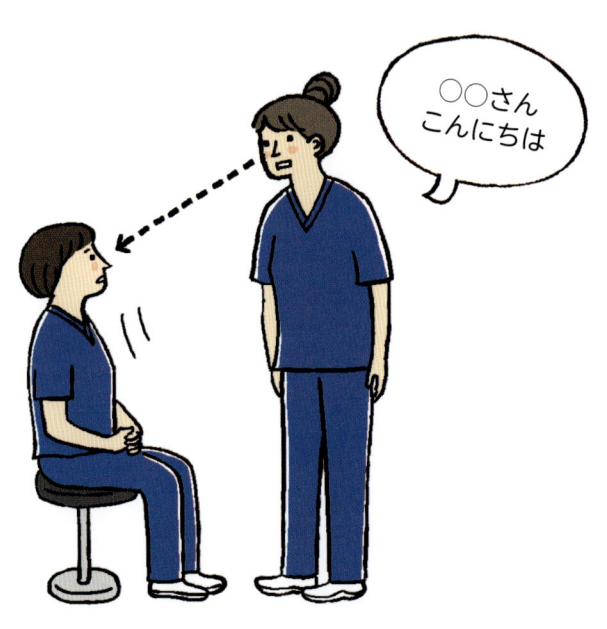

○○さん
こんにちは

② 「同じ高さの目線」の場合

　今度はスタッフ役も椅子に座り，同じ高さの目線で「○○さん，こんにちは」と挨拶を行い，終了後にまとめてフィードバックを行います．

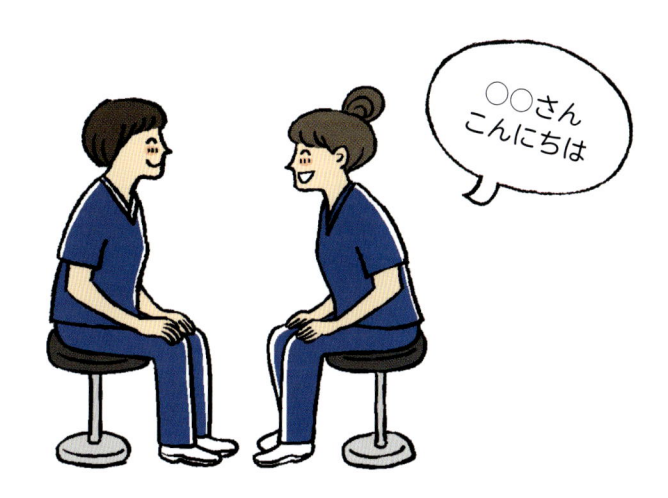

○○さん
こんにちは

　さて，２つの違いはどのように感じられたでしょうか？　同じ挨拶であるにもかかわらず，患者役が感じる印象はまったく違うものだったはずです．スタッフ役にも，その違いは感じとれていることでしょう．

　「上から目線」の場合は，「一方的な感じ」や「事務的な感じ」，「威圧感」などを患者役が感じとり，萎縮する結果，話にくくなってしまいます．まさに「ヘビににらまれたカエル」の状態ですね．これに対して，「同じ高さの目線」の場合は**お互いが対等になる**ので，患者役はとても話しやすくなります．また，スタッフ役も相手の表情が見えるので，自分の言葉が伝わっているかどうかを確認しながら，安心して会話を進めることができます（p.17，図4 参照）．

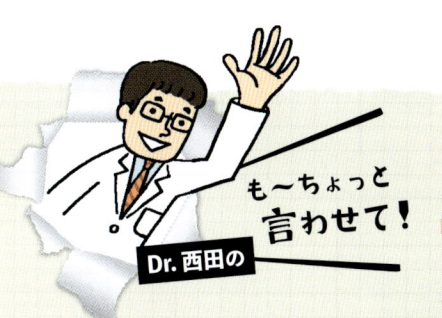

も～ちょっと
言わせて！
Dr. 西田の

　学習編でも述べましたが，**目線の高さを相手に合わせる**ことは，コミュニケーションにおける基本中の基本です．相手が座っていれば，自分も座る．相手が立っていれば，自分も立ち上がる．相手がユニットで横になっていれば，自分が体と頭を下げて目線の高さを合わせていく．そうすれば，患者さんはとても話しやすくなり，会話が弾むようになるのです．

患者さんの首，回っていませんか？

　高さの次は方向です．チェアサイドで患者さんに対する方向には，3つのパターンがありますので，それぞれについて比較検討してみましょう．

①「後方」からの呼びかけ

　ユニットを水平にし，患者役は横になってください．DH役はユニットの後方に座り，患者役の**真後ろから**「○○さん，こんにちは」と挨拶します．この間，患者役は聞くだけです．今回も，フィードバックはまだしないでください．

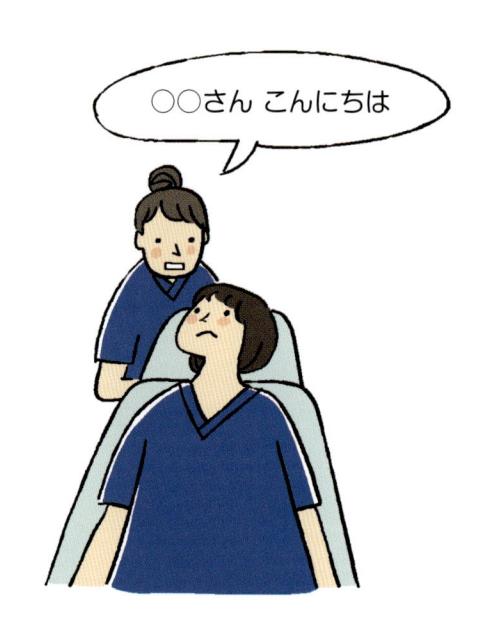

②「右後方」からの呼びかけ

　続いて，DH役はもうすこし前進し，患者役の右斜め後ろに座ってください．ユニットの横にはブラケットテーブルが出ていることも多いでしょうから，普段の状況を再現したうえで，**右斜め後ろから**「○○さん，こんにちは」と挨拶をしてください．患者役は聞くだけで，ここでもフィードバックはまだです．

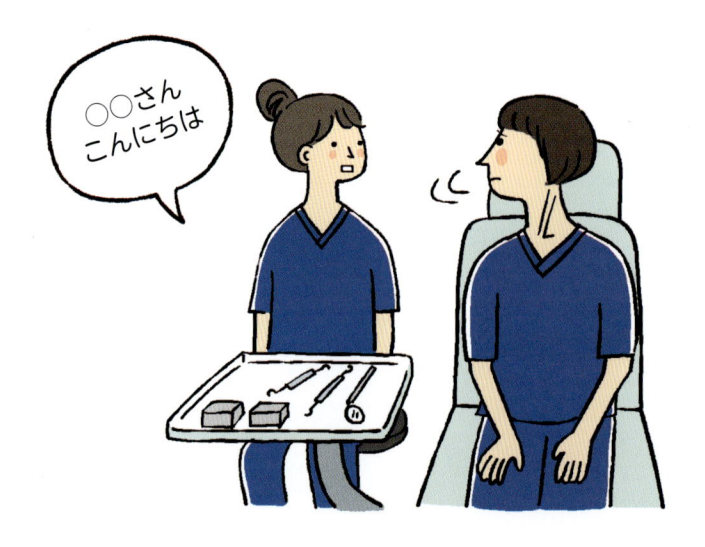

③「右前方」からの呼びかけ

　最後に，DH役はユニットのすぐ右横に座ってください．椅子を極力ユニットに近づけ，患者役の右前方に座り，相手と目を合わせながら，「○○さん，こんにちは」と挨拶してみてください．

　3つの位置からの挨拶が終わったら，患者役からそれぞれの方向について，フィードバックを始めてください．

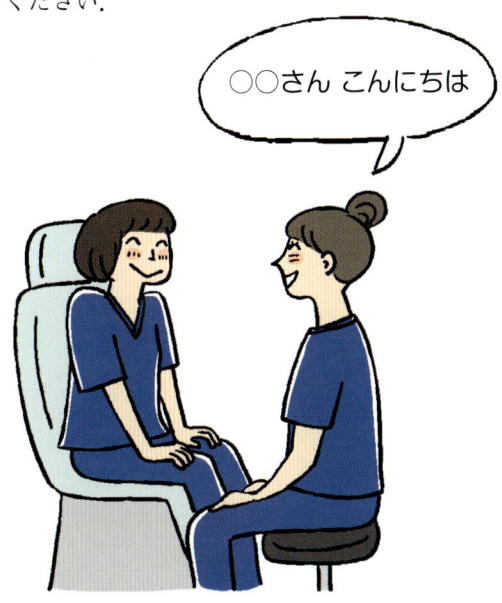

○○さん こんにちは

　「後方」の場合，そもそも相手の顔が見えないので，患者さんは自分に対して話しかけられたのかどうかすらわからず，強い不安感と疎外感を感じます．また，声は耳の後ろからやってきますので，とても聞きづらい点にも注意を払う必要があります．聴力が低下した高齢者にはまず聴こえませんし，マスク越しの声は若い人でも聴きとれません．

　「右後方」の場合，視界の右端に相手の姿が入りますが，よく見えないので，患者さんは身をよじって相手の顔をよく見ようとします．この結果，首をかなりねじらなければならず，首筋が痛むほどです．特に高齢者には，とてもつらい体勢であることを知っておきましょう．

　「右前方」は，これまでと打って変わって，患者さんはごく自然な姿勢で相手の顔や表情，仕草などをとらえることができるようになります．相手の全身が目の前に見えるだけで，患者さんの心に大きな安心感が生まれるのです．そして，患者さんが気持ちよく話せるということは，鏡のように，歯科衛生士側の気持ちにも返ってきます．同じ挨拶でも，後方や右後方は事務的であったのに対し，右前方から語りかけることで，DH役は自分の言葉と表情に自然と温もりが備わることを実感できるでしょう．

さあ，いかがでしょうか？　3つのロールプレイングを比較すれば，歯科衛生士が座るべき場所は，1つしかないですよね．診療中はつねに右前方に座ることはできませんが，最初と最後の挨拶，検査結果や治療方針の説明時など，大切な場面では率先して右前方に座ってみてください．患者さん，そして自分自身が，大きく変わるはずです．

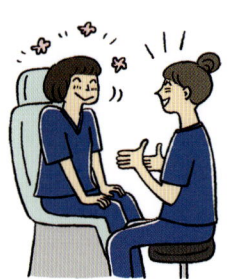

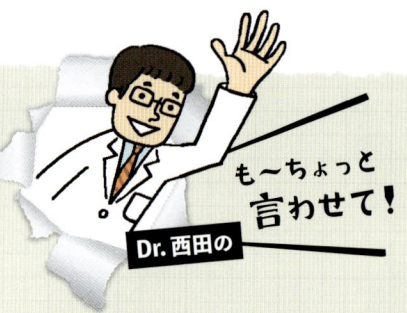

Dr. 西田の
も～ちょっと
言わせて！

ロールプレイングで正しい位置の威力をつかんだら，早速，外来で患者さんに試してみましょう．いままで「この人，ちょっと苦手だなぁ…」と思っていた患者さんこそ，よき挑戦対象です．相手の表情はみるみるほころび，気づけば二人ともが笑顔になるはずです．

　もちろん，普段の診療のなかで，つねに患者さんの右前方に座ることは不可能です．処置中や検査時などは，やむをえず真後ろや斜め後ろから話しかけることもあるでしょう．でも，大切なのは「○○さんごめんなさい，こんなところから，ちょっと失礼しますね」という，相手に対するいたわりの心をもつことです．その心さえあれば，患者さんが不快に感じることはありません．

「自己紹介」で覚悟が降りてくる

　マスクを外し，チェアサイドで右前方に座ることで，ようやく挨拶の準備が整いました．挨拶にもいろいろありますが，もっとも大切なものは，初診患者さんに対する最初の「**自己紹介**」です．

覚悟を伝えるためのヒント

　次の5種類のロールプレイングをとおして「名乗ることの意味」を実体験してみましょう（DH役の名前は「鈴木花子」さんとします）．

① 自己紹介をしない場合

　まずは「**名乗らない**」場合です．DH役と初診の患者役で向き合ってください．DH役は，次のように挨拶します（○○は患者役の人の名前）．

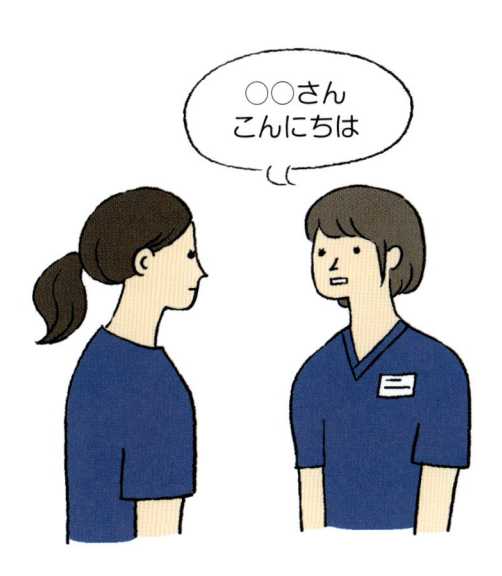

○○さん
こんにちは

　たったこれだけですが，DH役，患者役ともに，このときの印象をしっかりと覚えておきましょう．フィードバックは，5種類すべてのパターンを実施した最後に行います．

② 名前だけを伝える場合

次は「**自分の名前だけを伝える**」場合です．先ほどの挨拶に，自分の名前をフルネームで続けてください．

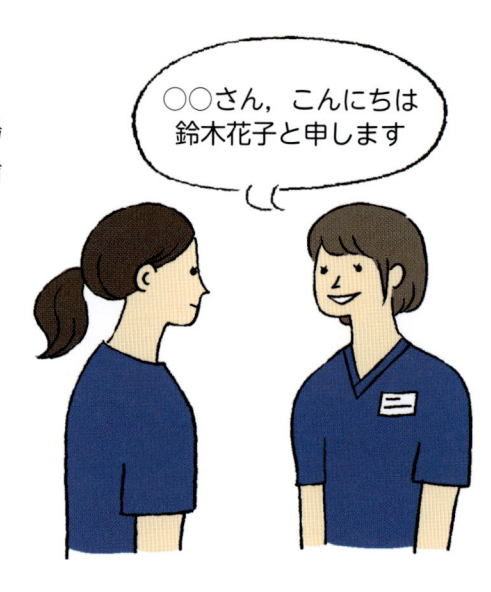

③ 歯科衛生士と告げる場合

次は，自分が歯科衛生士であることを先に告げてから，名前を名乗ります．この自己紹介には，「歯科衛生士である私，鈴木花子が，プロとしての責任をもってあなたを支援させていただきます」という"プロの自覚と患者さんへの覚悟表明"が含まれているのです．

「歯科衛生士」という職名が入るだけで，DH役，患者役ともに，印象が大きく変わっていることと思います．

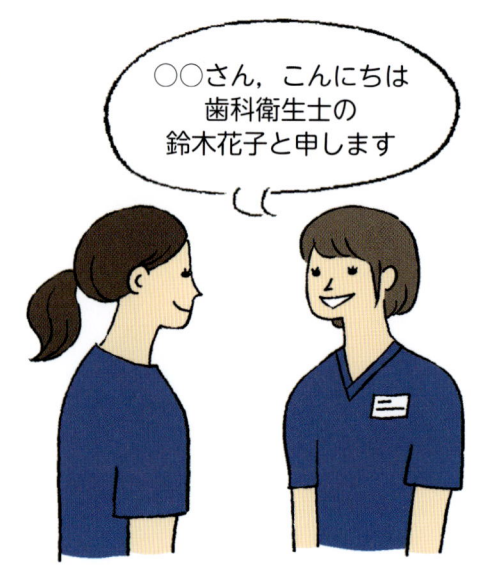

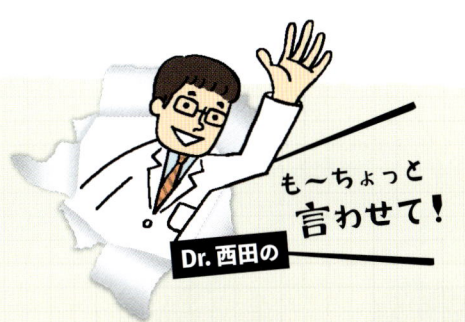

も〜ちょっと
言わせて！

Dr. 西田の

　私は，診察室で糖尿病の初診患者さんを迎え入れたとき，これから生涯にわたって支援させていただく覚悟と，当院を選んでいただいたことへの感謝の気持ちを込めながら，「はじめまして，院長の西田と申します」と自己紹介をしています．

　院長と伝えれば，私が医師であることは患者さんにわかるので，「医師の西田です」とは言いません．なぜ院長という言葉を使うかというと，「院長である私が当院の責任者です，どうかよろしくお願いいたします」という意思表明を自己紹介に含めるためです．院長という名乗りには「当院で何かあれば，私が責任をとらせていただきます」という覚悟も含まれています．これは，歯科医院の院長先生も同じことでしょう．

　しかし，歯科衛生士の場合は職名を省略することはできません．院内には，歯科衛生士や歯科医師以外にも受付や歯科助手などさまざまな職種が存在し，患者さんにとっては，院長以外のスタッフがどのような仕事を担っているかはわからないからです．

④ 名札を示しながら自己紹介をする場合

　続いて，今度は名札を用意します．できれば，この機会に参加者全員で手書きの名札を作るとよいでしょう．8cm×10cm 程度の厚紙に「歯科衛生士という職名」と「漢字の氏名」および「ひらがなのふりがな」を書き込み，クリップで胸につけてください．この3つの項目すべてがそろった名札で，ロールプレイングを行うことが重要です．

例

歯科衛生士
鈴木　花子
すず　き　　はな　こ

ロールプレイングのセリフは先ほどと同じですが，DH 役は自己紹介する際に，名札に手を当てながら患者さんに職名と名前を伝えます．

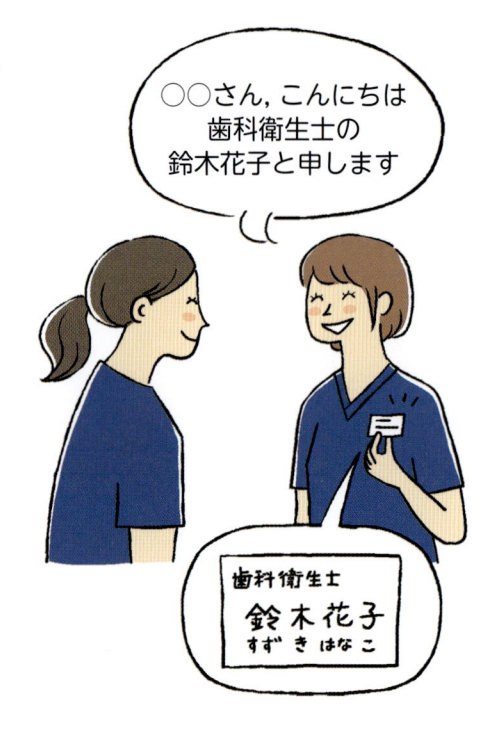

○○さん，こんにちは 歯科衛生士の 鈴木花子と申します

歯科衛生士
鈴木花子
すず き はな こ

⑤ 名札を外して自己紹介をする場合

最後は，名札を外して自己紹介してみましょう．次の手順で行います．

> ① 名札を外して手に持つ
> ② 患者さんに向けて身を乗り出す
> ③ 「○○さん，こんにちは」
> ④ 名札を指でなぞりながら「歯科衛生士の，すずきはなこと申します」

「歯科衛生士の」と「すずきはなこです」と言うときは，名札に書かれた「歯科衛生士」と「名前」を下側から指でなぞりながら心を込めて読み上げるのです※．このとき，患者さんといっしょに自分も名札を覗き込みます．読み上げ方のコツは"ゆっくりと"です．特に女性の医療従事者は早口の方が多いので，普段の 2 〜 3 倍ゆっくり時間をかけて読み上げることを意識してください．なかでも，ふりがなは「1 文字に 0.5 秒」くらいをかけ，幼稚園児に絵本を読み聞かせるようにやさしくていねいに伝えます．

動画 Check!

※本書の付録の Web 動画に登場する歯科衛生士・山田広子さんの場合は，「山に田んぼ，広島の広に，子どもの子と書いて」と名前の漢字も説明しています．このように，相手の頭のなかでイメージが膨らむように，名前の漢字を説明することも効果的です．

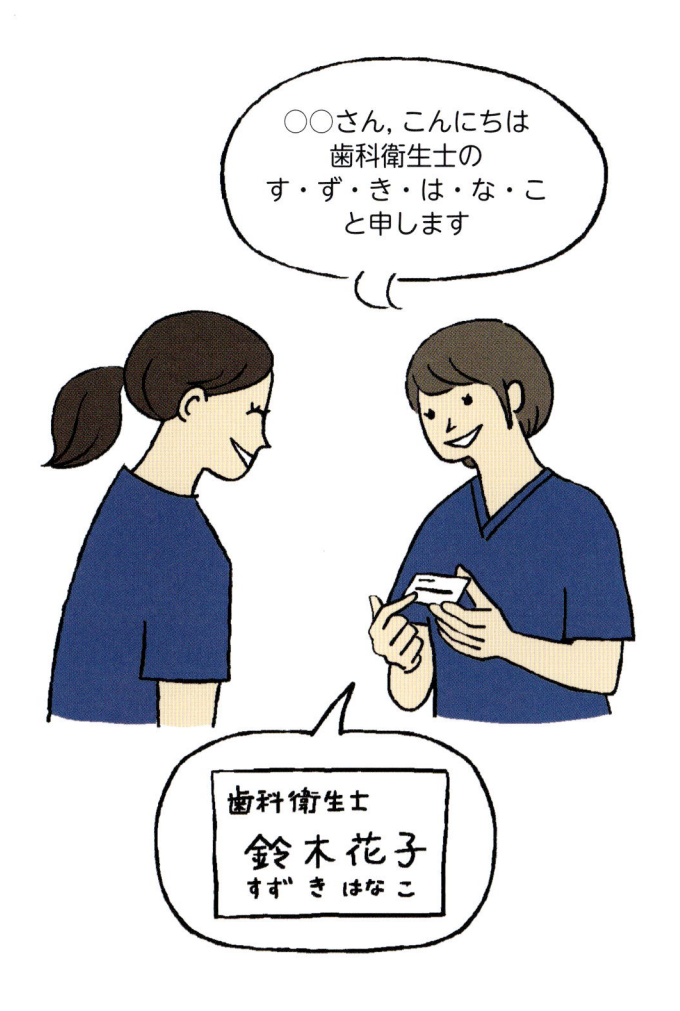

　たったこれだけのことですが，不安をもって来院された患者さんの心に，歯科衛生士という職種と自分の名前がやさしく降りていくはずです．10秒もかからないこの一手間が，初診でもっとも難しい，最初の信頼関係の構築を容易にしてくれるのです．そしてまた，自分の名前と職名を名乗ることで，あらためて「自分は歯科衛生士である」という自覚，そして目の前の患者さんをプロとしての知識と技術で支えようという覚悟が宿ることでしょう．

　学習編でも述べたとおり「歯科のユニットに座り，口を開ける」という行為は，決して当たり前のことではありません．患者さんは歯科衛生士という仕事を心底信頼し，自分の口を預けているのです．この事実に気づくことができれば，「その思いにプロとして応えたい！」「プロとして患者さんを支えたい！」という想いがふつふつと湧いてくることでしょう．湧き上がるその喜びと責任感，そして覚悟を，自己紹介の言葉に乗せていくのです．

　フィードバックでは，上に述べたことを念頭におきながら，①〜⑤までの挨拶の違いを患者さんの立場，歯科衛生士の立場から，深く議論してみましょう．

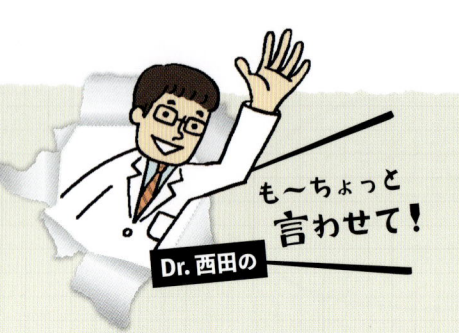

Dr. 西田の も～ちょっと 言わせて！

ときどき，「個人情報なので，名札はつけたくないのですが…」というご意見を歯科衛生士さんからいただきます．職場によってはスタッフのプライバシーを守るために，名札の着用を控えているところもあるでしょう．それぞれの事情があるでしょうから，最終的な判断は経営者や個人に任せられます．しかし1つ忘れてはならないのは，「患者さんは歯科衛生士が国家資格をもった医療従事者であるからこそ，信頼して自分の口を任せてくださる」という貴い事実です．国家資格に基づいて診療と治療を行い，その報酬を患者さんや国からいただいているのであれば，自分の名前を名乗ることはごく自然な礼儀であると私は考えます．

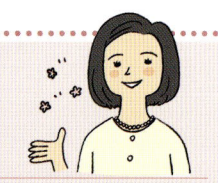

明るい挨拶は「自己紹介」をサポートします！

「自己紹介」のロールプレイングをする際，DH役は「○○さん，こんにちは」と挨拶をしますが，このときの「挨拶の明るさ」も大切なポイントだと思います．なぜなら，挨拶には"コミュニケーションの第一歩"としての意味があるからです．「あ」は「あかるく温かい思いを込めて」，「い」は「いき生きと活気のある声・表情で」，「さ」は「さきに気づいたほうから声をかける」，「つ」は「つぎに続く会話に発展させる」です．

明るい挨拶で患者さんとの信頼関係を構築し，そこから自己紹介で「歯科衛生士」と伝えることでプロとしての覚悟が宿る，まさに一石二鳥ですね！　明るい挨拶には，「自己紹介」をサポートする力があると考えています．皆さんもさっそくロールプレイングで，そして臨床で患者さんにも実践してみてください．　　　　　（武井）

「送り返し」が相手の心を開く
～共感を生み出すテクニック

皆さんはマスクを外し，正しい位置から覚悟を込めた自己紹介ができるようになりました．これでようやく，患者さんと向き合うための入り口に立つことができたといえます．ここから先に進むにあたっては，医療面接が大切にする「共感」について学ぶ必要があります．

共感とは何か？

共感は英語の「empathy（エンパシィー）」を和訳した言葉です．empathy の意味を英英辞典で調べると「the ability to understand another person's feelings, experience」と書かれています（Oxford Advanced Learner's Dictionary より）．すなわち，「相手の気持ちや，相手が置かれた状況を理解すること」が共感なのです．

この説明文で大切な言葉は，先頭にある ability です．共感とは ability，すなわち能力なのです．**共感力**とよんでもいいかもしれません．この世には「共感上手な人と共感下手な人」がいます．そして，この共感力は「磨けば光るが，磨かなければ一生涯光らない能力」の１つです．

私は医師になって 30 年以上が経ちますが，外来では日々この共感力を磨きつづけています．もうこれで卒業…ということはありません．外来ではつねに新しい発見と反省があり，共感力の修行は生涯にわたり続くのです．そしてその修行は早すぎることも，遅すぎることもありません．

共感を生むために必要なもの

私はかつて大学の医学部で，医学生を対象にした医療面接の教育責任者を担当していました．医療面接試験の 10 分にわたるロールプレイングでは 40 を超える採点項目があるのですが，このなかで医学生がもっとも苦手とする項目が「共感」だったのです．

この経験をもとに外来や病棟を観察すると，卒後の医師や看護師でも，医学生と同様に共感を苦手とするスタッフが多いことに気がつきました．すなわち，医療面接においてもっとも難しい勘所は「患者さんに共感すること」なのです．逆にいえ

ば，ここさえクリアできれば，患者さんとの信頼関係構築は決して難しいものではありません．

　それでは，どうすれば共感を生み出すことができるのでしょうか？　医療面接ではさまざまな方法が説かれていますが，私がつねに実践しているものは「送り返し」と「妥当化」の2つです．妥当化は高度な手法であり，習得のためには幅広い知識と長年にわたる修練が必要になりますが，送り返しは経験に関係なく誰にでもすぐに使え，なおかつきわめて効果の高い手法です．本書では，送り返しに挑戦してみましょう．

最初の3分間は患者さんの時間

　ここで，智歯周囲炎で来院された初診の患者さんをイメージしてみましょう．主訴は「1週間前から続く右下智歯の痛み」です．患者さんは手で顎を押さえながら，つらそうな表情でユニットに座っています．あなたはマスクを外し，正しい位置（患者さんの右前方）に座り，すでに自己紹介まですませているとします．

　それでは，診察を始めましょう．最初の出だしは「今日はどうされましたか？」「どのようなことで来院されたのでしょうか？」のように始まります．すると患者さんは「1週間前から奥歯が痛いんです」と答えます．

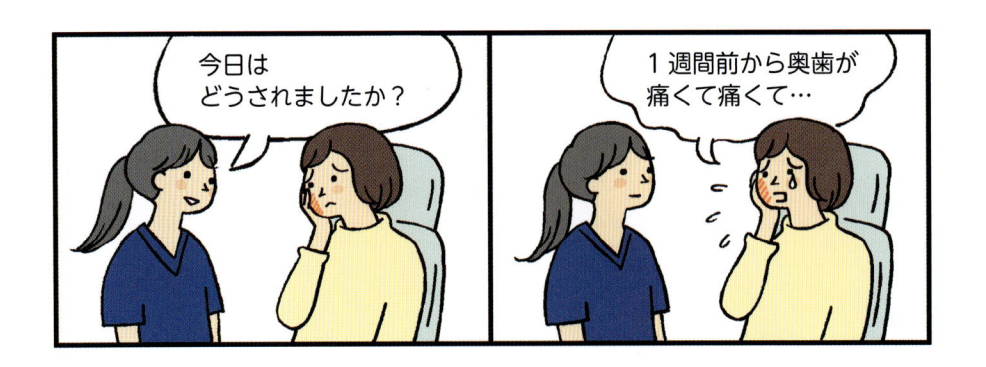

　ここで，**歯科衛生士が患者さんに返す最初の言葉**が，医療面接の成功を大きく左右するのです．まずは，歯科外来でよくある典型例をみてみましょう．

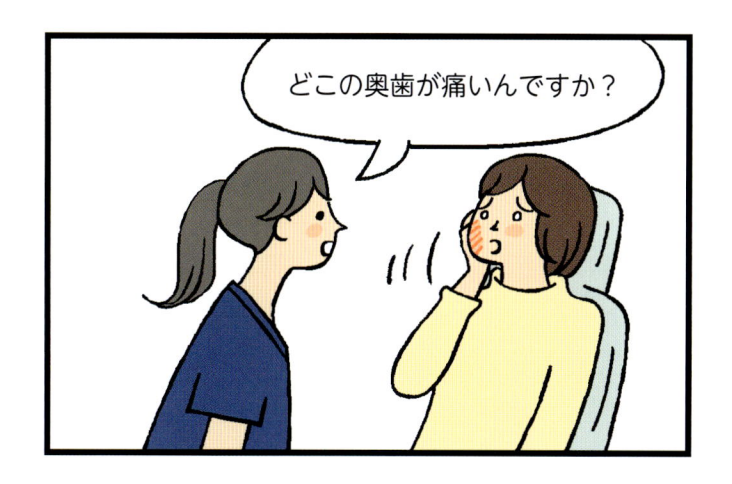

　歯科衛生士は，いきなり「どこの奥歯が痛いんですか？」と場所を聞き出そうとしています．このように，医学的な情報を絞り込んで尋ねていくことを「**閉鎖型質問（closed question）**」とよびますが，医療面接では冒頭で閉鎖型質問を使用することを禁じています．閉鎖型質問は，患者さんにとっては取り調べの尋問のように聞こえるため，気持ちが防御態勢に入ってしまい，こうなると生活や仕事などに関する情報を聞き出せなくなってしまうからです（**図3**）．

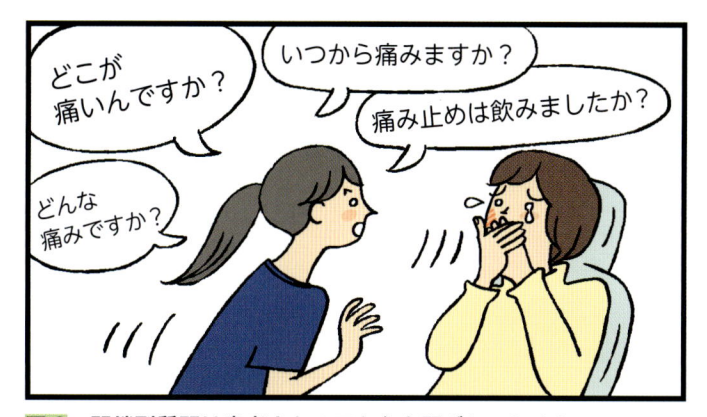

図3　閉鎖型質問は患者さんの口と心を閉ざしてしまう
日ごろの外来で，このような閉鎖型質問を患者さんに浴びせかけてはいないだろうか？

　「最初の3分間は患者さんの時間※」であり，可能な限り「**開放型質問（opened question）**」を使わなければなりません．開放型質問とは，文字どおり**患者さんに心を開いてもらい，自由に話していただく"呼び水"となる質問**です．冒頭の「今日はどうされましたか？」という質問も，開放型質問に含まれます．「どうぞご自由にお話しください」という温かな気持ちを，開放型質問に乗せていきましょう．

※　"3分"という数字そのものに意味はなく，厳密に守る必要はありません．「冒頭は患者さん自身が語る時間」という意識さえあればよいのです．

共感の第一歩は「送り返し」から

　この開放型質問を容易にする手法の1つが「**送り返し**」です．医療面接用語では「繰り返し」とよばれていますが，私はあえて「送り返し」と表現しています．単なるオウム返しではなく，受け取った相手の言葉に，自分の気持ちをそっと添えてお返ししていくのです（図4）．

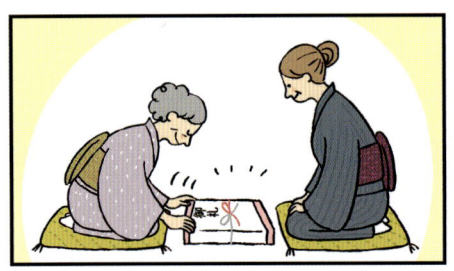
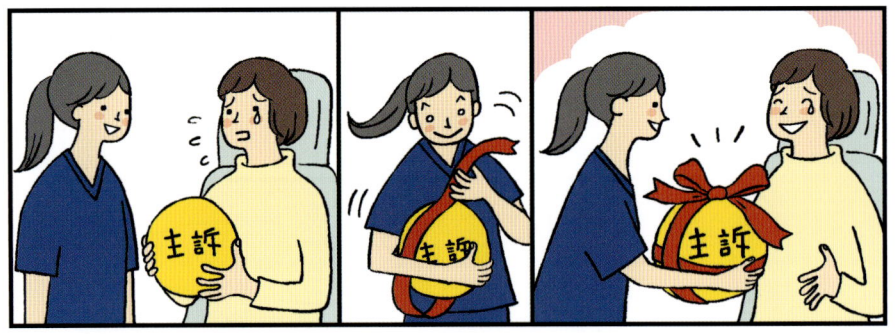

図4　"のし"と送り返し
手土産に感謝の言葉を記した"のし"を添えるように，患者さんから受け取った主訴に"共感のリボン"を添えてお渡しすることが「送り返し」である

　では患者さんから「1週間前から奥歯が痛いんです」と言われた場合，何と返せばよいのでしょう？　具体的な方法はとても簡単です．「1週間前から奥歯が痛いのですね」，この一言です（図5）．

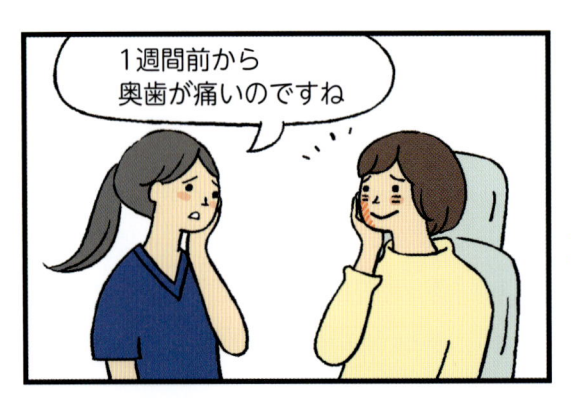

> 1週間前から
> 奥歯が痛いのですね

図5　主訴に対する送り返し
送り返しを使うだけで，閉鎖型質問の場合とはまったく異なる，温かな感情が患者さんの心に生まれる

　たったこれだけのことなのですが，まったく違う反応が患者さんに生まれます．先ほどの「どこの奥歯が痛いんですか？」と聞いている図（p.67）の患者さんは恐怖と警戒心が先に立ってしまい，もはや情報を引き出すことは難しそうです．これに対して，「1週間前から奥歯が痛いのですね」と送り返しをしている図5では，患者さんの心に安心感が生まれており，自分から喜んで状況を話してもらえそうです．

　主訴に対する最初の一言がここまでの違いをもたらすことを，しっかり頭に入れておきましょう．

送り返しの7段活用

　この送り返しですが，実は簡単そうにみえてとても奥が深いのです．私は以下のような「送り返しの7段活用」を提唱しています．同じ「1週間前から奥歯が痛いのですね」でも，この7つのポイントすべてを満たすかどうかで共感力は驚くほど大きく変わります．一つひとつをくわしくみていきましょう．

　実際のロールプレイングは，7つのポイントすべてを理解したうえで，最後にチャレンジしてください．

① 同調

　同調は，文字どおり「あなたの考えに私も同調していますよ」という意思表示であり，具体的には会話文の語尾に現れます．「〜か？」で終わるのは質問文であり，「〜ね」で終わるのが同調文です（図6）．

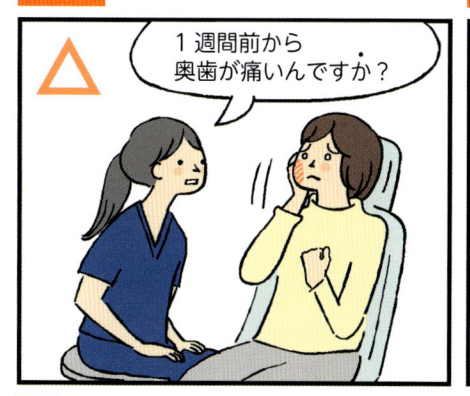
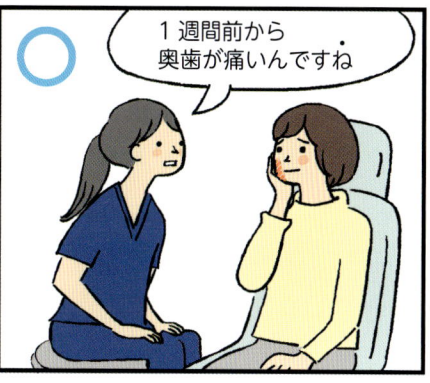

図6 「語尾」で変わる！ 質問文と同調文

② 傾聴

傾聴は英語で「be all ears」と書きます．「全身を耳にせよ！」とは面白い表現ですが，とても大切なことを教えてくれています．日本語では「耳を傾ける」という言葉をよく聞きますが，これだけでは足りないのです．英語的にとらえれば「体もまた耳」なのですから，体全体を相手に傾ける必要があります．傾聴という字が説くとおり，身を乗り出して聴き入るということです．

普段あまり意識することはありませんが，「**体の傾き**」はコミュニケーションにおいて，とても強い意味をもっています．この力を理解するために，3つの姿勢で「〇〇さん，こんにちは」と挨拶してみましょう．

最初は，椅子の背もたれに背中をつけた状態，次は背筋をまっすぐ立てた状態，最後は患者さんに対して身を乗り出した状態，合計3種類で挨拶をしてみてください（**図7**）．それぞれオーバー気味にすると違いが際立ちます．

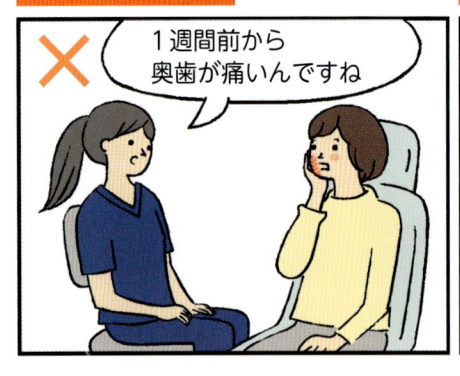

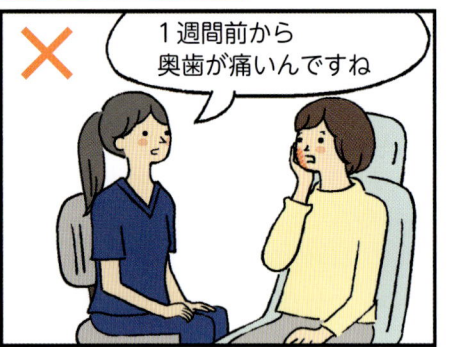

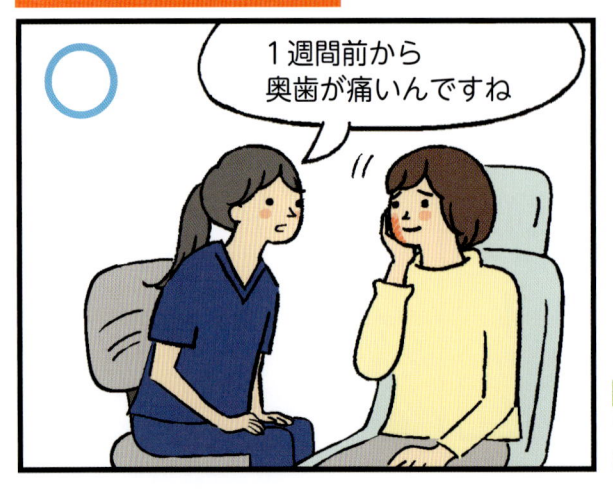

図7
「傾聴」とは，心と体を相手に傾けること

③ 抑揚

　コミュニケーションが苦手な人の会話の特徴は，言葉が一本調子になっている点にあります．これは講演でも同じことで，眠くなってしまう演者の話し方もまた，一本調子ではないでしょうか？　音楽と同じように，言葉にも抑揚をつけることが大切です．

　抑揚には3つの意味があり，「**声の強弱**」「**音程の上下**」「**スピードの変化**」から抑揚が生まれます．私は，外来でも講演でもつねに「**大切な言葉は強く，低い声で，ゆっくり伝える**」ことを意識しています．ただし，すべての言葉に抑揚をつけていくと，逆に大切なものを見失ってしまい，心がこもらない会話に陥ってしまいます．

　「**抑揚はもっとも大切な言葉につける**」ことが大切です．たとえば先ほどの「1週間前から奥歯が痛いんですね」という一文で，もっとも大切な言葉はどれでしょうか？　「奥歯」でしょうか？　「痛い」でしょうか？　1週間前から智歯周囲炎に耐えている患者さんにとって，一番つらいことは「痛みが長く続いている」という事実ですから，**もっとも大切な言葉は「1週間前から」**ということになります．ですから，この会話のなかでは「1週間前から」に抑揚をつけていくのです．

　さて，ここまで読み進められた読者のなかには，この文章を「1週間も前から奥歯が痛いんですね」と頭のなかで読み変えられている方がいらっしゃるかもしれません．もしそうならば，あなたには素晴らしい共感力の素質があるといえるでしょう．「1週間前から」と「1週間も前から」には，たったの一文字しか違いがありませんが，その語感には天地の差が生じます．そして"も"を加えることで，より抑揚をつけやすくなるのです（**図8**）．

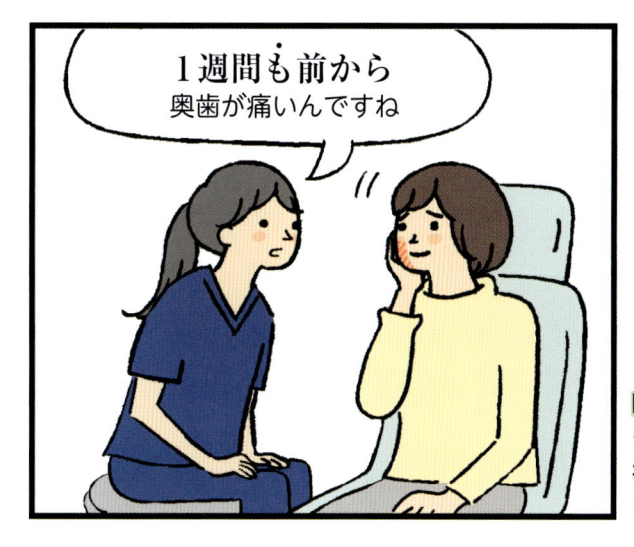

図8
もっとも大切な言葉を見きわめ，「強く」「低く」「ゆっくり」伝えよう

それでは「1週間も前から」をどうやって強調していくか，具体的に考えてみましょう．まず，お腹と喉に力を入れて「いっしゅう」あたりまでを強く発音します．特に最初の「いっ」が重要で，慣れないうちは不自然なくらいここを強調してみましょう．そして，「しゅう」までは意識してゆっくり発音してください．「自分では極端かな？」と思うくらい，スロースピードにします．目安としては「いっしゅう」だけで，まる1秒が必要です．そして「いっしゅう」の部分を低い声で発音します．動作的には喉に力を入れ，顎を一度落とす感じです．

文章では伝わりにくいですが，実際のロールプレイングでお互いにフィードバックを行えば，どうすれば抑揚が効いた伝わりやすい言葉になるのかが把握しやすいでしょう．

動画Check!

④ うなずき

コミュニケーションが得意な人は，すでにここまでのロールプレイングで無意識にできていると思いますが，言葉に「うなずき」を加えると共感力は大きくなります．「うなずき上手は聴き上手」ともいえます．自分たちの日ごろの会話を思い出してください．友人や家族に話しかけた際，ウンウンとうなずいてもらえると，とても話しやすいですよね．逆にうなずきが一切ないと「この人，ちゃんと聞いてるのかしら？」と不信感が募ってしまいます．

うなずきを入れるパートは，抑揚と同じく「もっとも大切な言葉」です．つまり今回は「1週間も前から」です．うなずきを入れることで，抑揚もより自然につけやすくなっているはずです．抑揚とうなずきは，両者を組み合わせることで最大の効果を発揮します．

そして，うなずきは「いっしゅうかんも」の部分で入れ終わってください．「しゅう」のところで自分の顎をもっとも深く下げます（図9）．

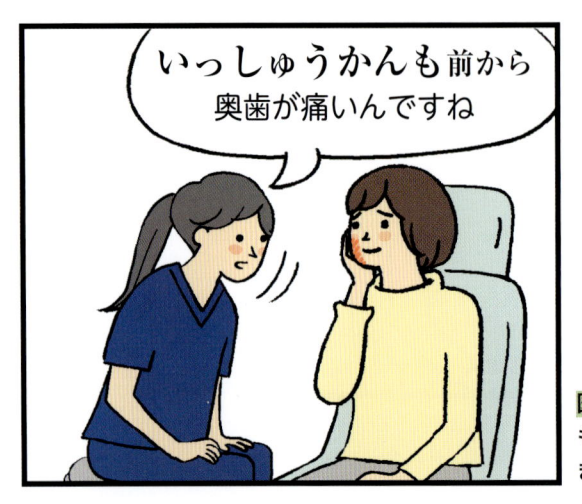

図9
もっとも大切な言葉に，うなずきを添えよう！

うなずきは，きわめて強力な会話の潤滑油ですが，これもまた上手な人と苦手な人がいます．そして，うなずきができているかどうかは，自分で判断することができません．ロールプレイングを通じて，患者役から正直に指摘してもらいましょう．

⑤ 手を添える

皆さんの共感のテクニックは，すでにかなり高度になってきました．この調子で，さらに進めましょう．

次のテーマは「自分の手」です．人は痛みを感じたとき，本能的に痛みを感じたところに手を当てます．歯髄炎や歯周炎の急発などによる疼痛で来院された方の多くは，痛みの部位に手を当てていますよね．ここで，自分も相手と同じように手を当てることで，共感力は飛躍的に高まります．相手の痛みを自分の痛みとしてとらえられることは，人間の特徴の１つですが，相手と同じ動作をすることで，二人の間の共感はより強化されるのです（図 10）．

「手当て」という言葉は，患者さんの患部に術者が手を当てることが由来ですが，こうして「相手の行為をまねる」だけでも共感力が発揮されるのです．

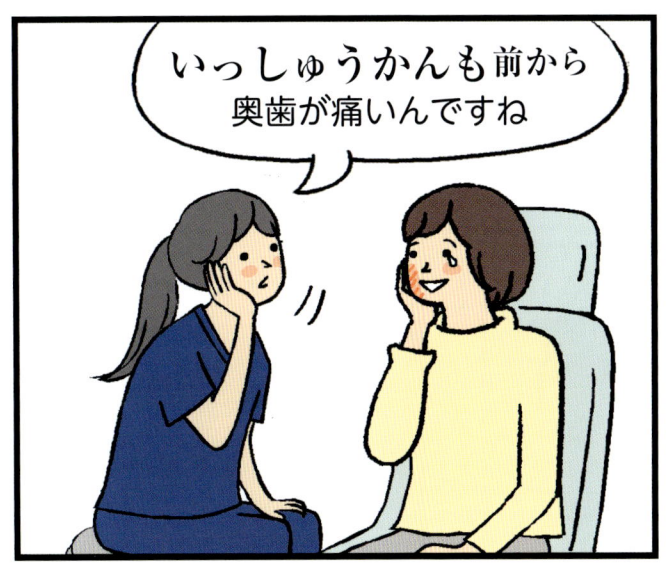

図 10
自分自身の痛みとして
イメージしながら手を
添えよう

注意点ですが，日ごろこのような動作に慣れていない人が手を添えようとすると，当て方が不十分なことが多いようです．手を添える際は指先だけでなく，指先から手の平全体をピッタリと，柔らかく顎全体に当てることがポイントです．自分が智歯周囲炎になった場合を想像しながら，そっと当てるのです（図11）．

指1本を添える	指先数本を添える	手のひら全体を添える
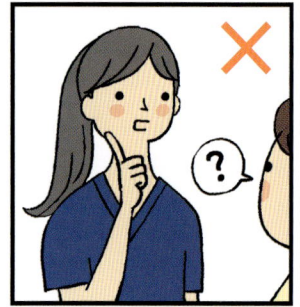	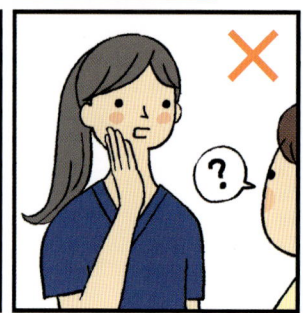	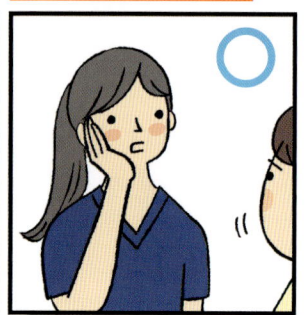

図11　手の当て方

⑥眉間にしわを寄せる

　手を添えることに比べれば，「眉間にしわを寄せる」ことはとても簡単ですが，これもタイミングが重要になります．抑揚，うなずきと同じく，眉間のしわもまた，相手にとってもっとも大切な言葉の部分で寄せてみてください．今回は「1週間も前から」と言う間，しっかりと眉間にしわを寄せます（図12）．

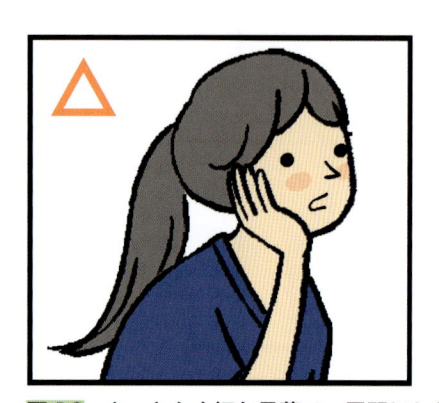 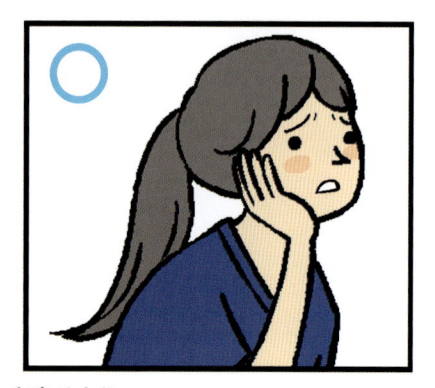

図12　もっとも大切な言葉で，眉間にしわを寄せよう

　眉間のしわの寄せ具合もまた，自分では判断できませんから，ロールプレイングを通じて患者役からしっかりとフィードバックを受けましょう．しわ寄せが苦手な方は，お風呂場で鏡を見ながら練習することをお勧めします．声もよく響くので，抑揚やうなずきも併せてマスターできます．

⑦共感の言葉がけ

　ここまでの 6 つが実行できれば，二人はきわめて強い共感の心で結ばれているはずです．そしてあなたの心のなかには，次のような感情が自然と生まれてはいないでしょうか？

「それは大変でしたね…」

　p.65 で説明したとおり，共感とは「相手の気持ちや，相手が置かれた状況を理解すること」です．この患者さんは 1 週間も前から，つらい智歯周囲炎の痛みに耐え，いまようやく歯科を受診することができたのです．おそらく 1 週間も来院できなかった背景には，仕事や家庭の事情などもあるでしょう．相手の痛み，気持ち，状況，これらすべてを理解したうえで発せられる言葉こそが，共感の言葉がけなのです（図 13）．

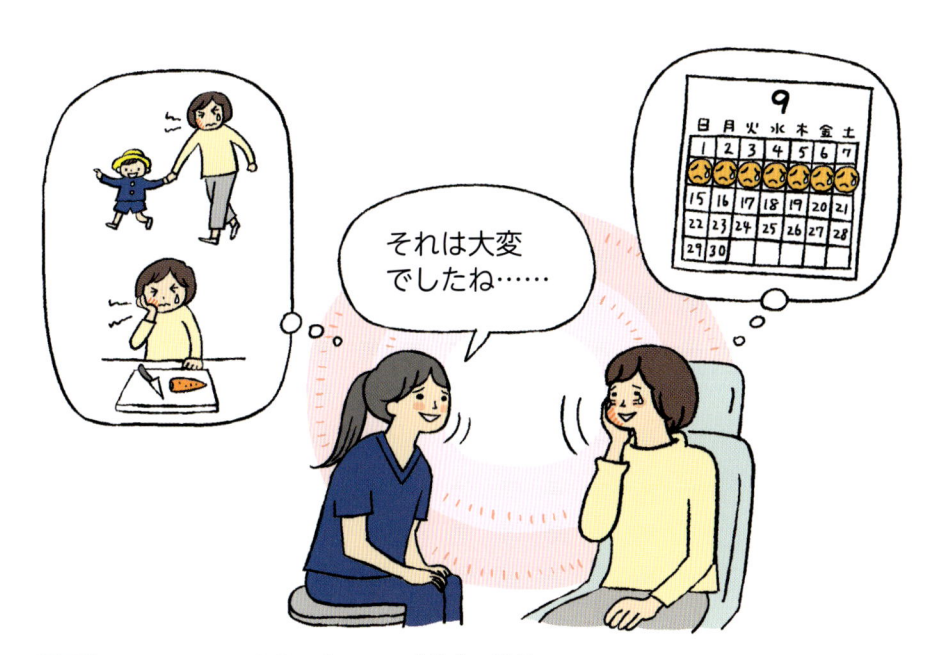

図 13　あなたの心に自然と生まれる「共感の言葉」

それでは，以上 7 つのポイントをロールプレイングで確かめてみましょう．最初のうちは，7 つすべてを自然にこなすことは難しいはずです．患者役は，下記のチェックリストを手元に用意して，DH 役ができた項目，できなかった項目をチェックしてください．

☐ 同調	☐ 手を添える	
☐ 傾聴	☐ 眉間にしわを寄せる	
☐ 抑揚	☐ 共感の言葉がけ	
☐ うなずき		

　フィードバックは，まずよくできたところ，感じがよかったところから行います．"褒めどころ" を拍手とともに賞賛しましょう．次に，「こうしたらもっとよくなった」という具体的な改善点を伝えます．特に「抑揚」はもっとも難しいパートです（p.71 ～ 72 参照）．繰り返しロールプレイングを行うなかで，患者役はしっかりと DH 役の変化を観察してください．そして，「最初に比べると，ここが飛躍的によくなりましたよ！」「あとは，ここができるともっと素敵！」などと，具体的な賞賛，および改善点の指摘を行ってください．

　ロールプレイングでもっとも難しいのは，実は患者役のフィードバックです．フィードバックがうまくなると，外来でも患者さんを上手に勇気づけることができるようになります．

「前向きなクロージング」が再診につながる

　マスクを外して正しい位置に座り，覚悟がこもった自己紹介に加えて，送り返しの7段活用ができるようになれば，準備は完了です．ここから，さまざまな応用編にチャレンジしてみましょう．

　最初のお題は「**クロージング**（closing）」です．「オープニング（opening）」の反対語ですが，医療面接では最初の挨拶だけでなく，診療の最後に患者さんにかける言葉にも注意を払います．

歯科外来 "あるある" な言葉がけ

　次のシーンをみてみましょう．場面は，患者さんのメインテナンスが終わったところです．

例1

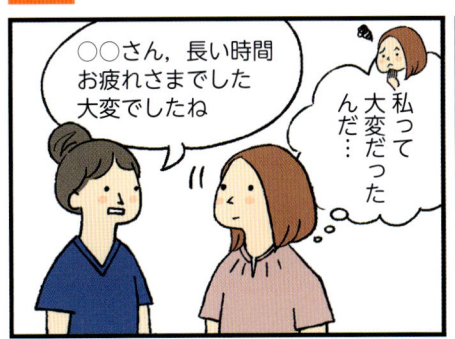

例2

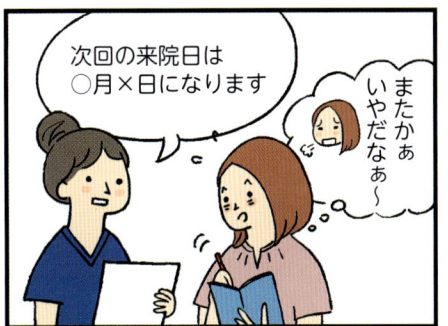

　歯科では "あるある" なシーンですが，大きな問題点があります．さて，それは何でしょうか？

　「当たり前すぎてわからない」という方もいらっしゃるかもしれませんが，「お疲れさまでした」や「大変でしたね」という言葉は，やさしそうにみえて，**実は歯科診療そのものを否定的にとらえる「後ろ向き言葉」**なのです．このような言葉をかけられれば，患者さんの心のなかには「あぁ，ホントに疲れた…」「たしかに，大変だったよね…」という負の感情が生まれてしまいます．そして，負の感情を植えつけられた状態でとる次回の予約は，無断キャンセルや通院中断を招きやすくなるのです．

「前向きな言葉がけ」とは？

　ここで，先ほどの後ろ向き言葉をやめ，以下のように患者さんのお口がきれいになったことを賞賛する「前向き言葉」に言い換えるだけで，場の雰囲気はがらりと変わります（図14）.

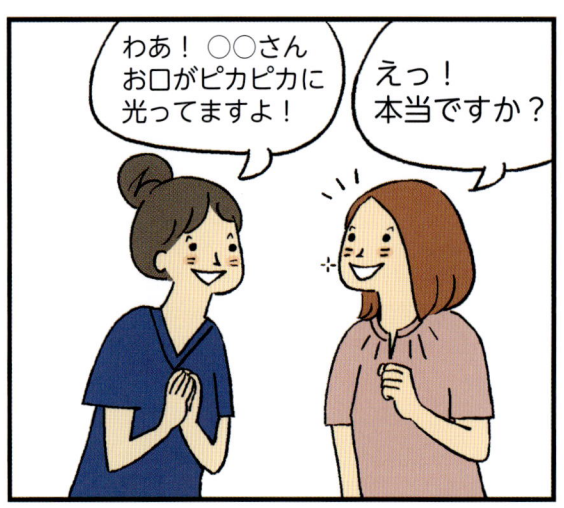

図14
前向き言葉の例

　ぜひロールプレイングをとおして，患者役，DH役とそれぞれの立場から，皆さんオリジナルの「前向き言葉」をみつけ出してみてください.

喜びの共有＆拍手

　次はさらに進化させますが，新たに必要なものは「手鏡1つとあなたの両手」です.先ほどは「お口が光ってますよ！」という歯科衛生士の所見を述べただけでした.しかし，患者さん自身の目で変化を確認してもらうことで，二人の間に「喜びの共有感覚」が生まれます.さらに「拍手」を添えることで，この喜びは勇気づけへと昇華していくのです（図15）.

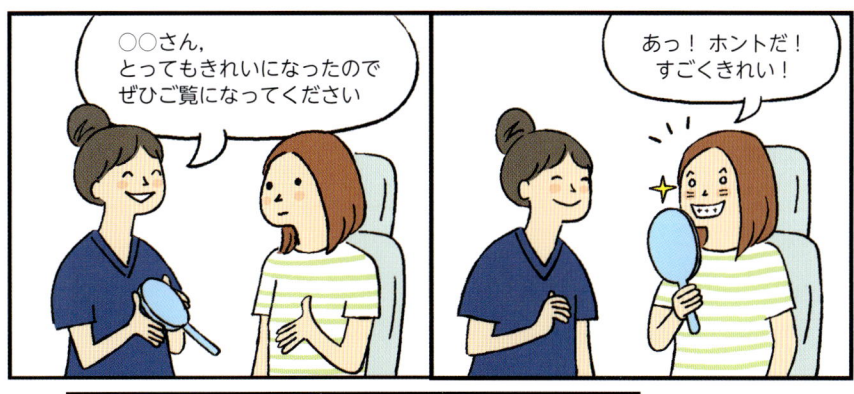

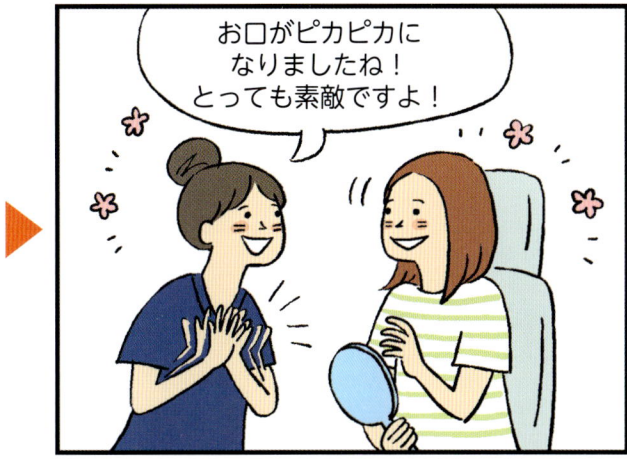

図15 「改善した事実」の共有と拍手の効果
口腔内が改善した事実を，歯科衛生士だけでなく患者さん自身にも確認してもらい，二人で喜びを共有する．そして，心からの拍手を添えることで，前向き言葉はさらに大きな勇気づけの力をもつ

　私も，毎日の外来で「**前向き言葉と拍手**」を励行しています．最初のころは気恥ずかしいため，ぎこちなく小さな拍手でしたが，患者さんが心の底から喜んでくださるため，すぐに大きな拍手へと変わりました．

　いきなり患者さんに拍手をするのが恥ずかしいという方は，まずはスタッフ同士，もしくは家族相手に，心のこもった拍手ができるようになるまで修練を積みましょう．スタッフや家族相手に拍手できない人が，患者さんを賞賛できるわけがありませんからね．

「私もうれしいですよ！」

　最後は，患者さんに自分の気持ちを伝える「**アイ・メッセージ**」です．アイ・メッセージとはアドラー心理学で使われる専門用語で，「自分（I ＝アイ）」を主語にして，自分の感情を相手に伝える手法を指します．

　アイ・メッセージの反対語は，「ユー・メッセージ」となります．日本語は主語が曖昧なためユー・メッセージに気づきにくいのですが，たとえばブラッシング指

導でよく聞く「ここが磨けていません」「ここを磨きすぎて歯ぐきを傷めています」という文章の主語は，すべて「あなた（You ＝ユー)」です．このようにユー・メッセージは相手を非難し，萎縮させてしまう表現なので，外来では極力避けなければなりません．

　それではどうやってアイ・メッセージを伝えればよいのでしょうか？　実は，とても簡単です．「私もうれしいですよ！」と伝える，ただそれだけでよいのです．これからは，メインテナンスが終わった後，患者さんに声をかける前に，次のような気持ちを自分の心のなかに思い起こしてください．

「今日，私は時間をかけて，○○さんのお口の中を真心(まごころ)込めてきれいにしました」

「○○さんのお口がきれいになって，私もうれしいです」

「○○さんがこれだけ喜んでくださり，私は歯科衛生士になって本当によかったです！」

「これも○○さんが定期的に通ってくださっているおかげです．私は感謝していますよ」

　そして「○○さんのお口がきれいになって，しかもこんなに喜んでいただけて，私もうれしいです！」という感情をアイ・メッセージとして，患者さんに言葉で伝えていくのです（図16）．

　歯科衛生士自身の口から喜びや感謝が伝わったとき，患者さんはみずから進んで再受診してくださることでしょう．

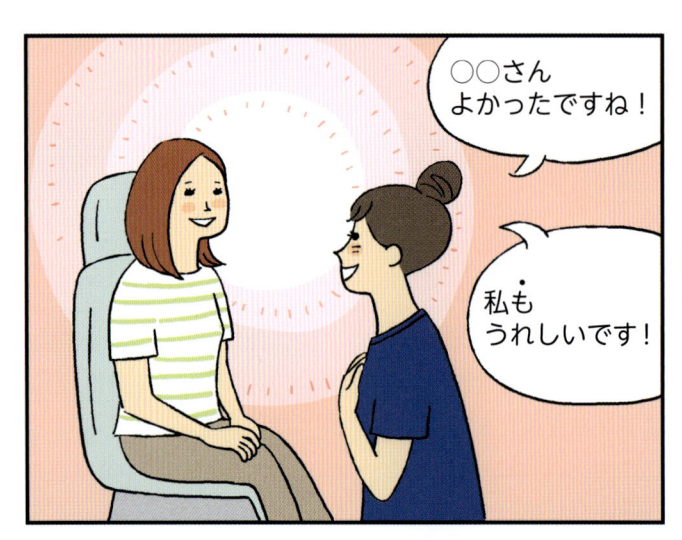

○○さんよかったですね！

私もうれしいです！

図16
アイ・メッセージの力
患者さんを主語にしたユー・メッセージから，自分の気持ちを込めたアイ・メッセージに切り替えるだけで，外来は生まれ変わる

来院した「勇気」をたたえる

　歯科外来を初診で訪れる方は，多くの場合痛みなどの自覚症状をもち，不安と恐れを抱えて来院されます．そのようなときにありがちなシーンを1つ見てみましょう．

勇気をたたえ，敬意を払おう

　齲蝕や智歯周囲炎をがまんしていたところ，周囲まで腫脹してきてやむなく来院された患者さんに対して，皆さんは「どうしてここまでほっておいたんですか？」と尋ねたことはないでしょうか．この何気ない一言は，実は患者さんの心を深く傷つけてしまうのです．これが**学習編**でご紹介した「**心に借金**」です（図17）．

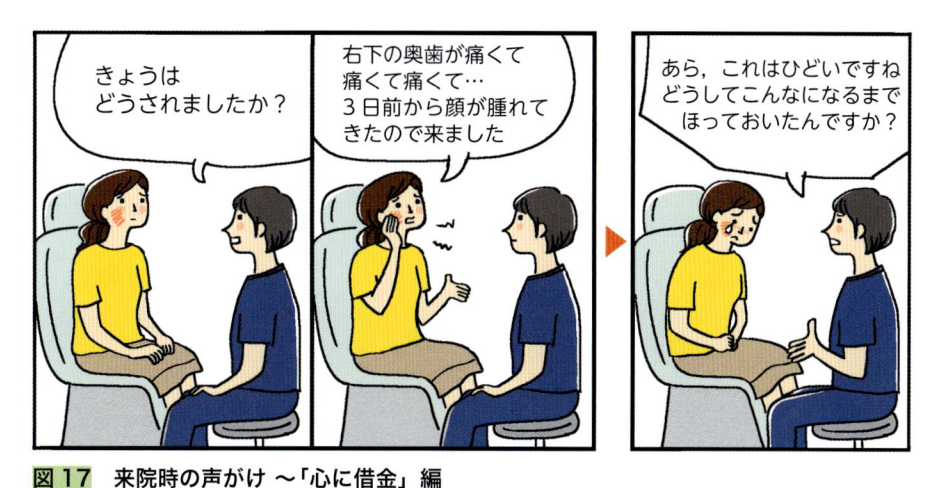

図17　来院時の声がけ 〜「心に借金」編
私たちの何気ない一言が，患者さんの「心に借金」を負わせてしまうことに注意

　学習編で説明したように，歯科外来を初診で訪れる方の多くは，**不安と恐れを勇気で乗り越えて来院された方々**です．"**勇気のシーソー**"が傾いたからこそ，来院された．私たちはその行動に敬意を払い，勇気をたたえなければなりません．それが「**今日はよく来院してくださいましたね**」という言葉につながるのです（図18）．

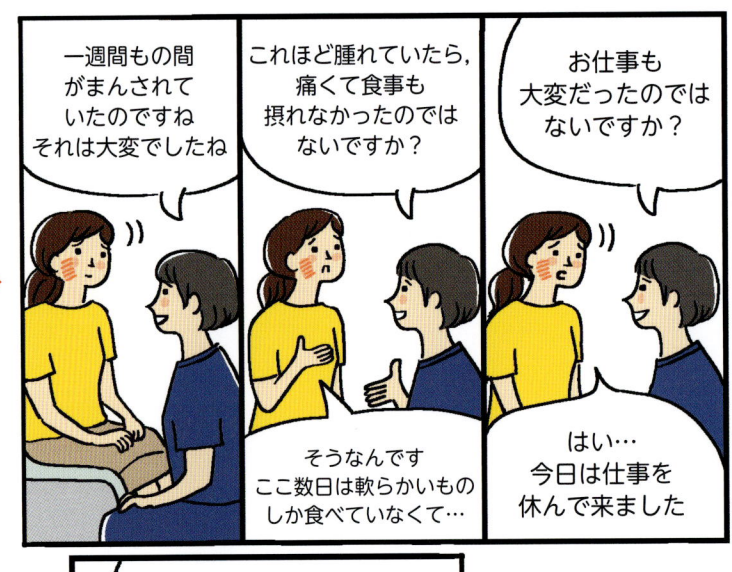

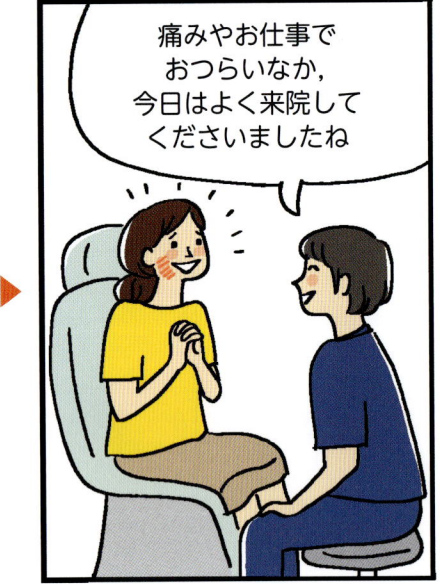

図18
来院時の声がけ 〜「心に貯金」編
同じ場面であっても，共感の言葉
の有無で患者さんの気持ちはここ
まで変わる

「心に借金」編　〜どうしてここまでほっておいたんですか？

　それでは，まず「心に借金」編をロールプレイングで実体験してみましょう．患者役の設定は，ここでは智歯周囲炎とします（各施設で自由に設定していただいて構いません）．患者役と DH 役を決め，図17 のような会話でロールプレイングを進めてください．

職業	会社員（事務職）
背景	▪ 1週間前から下顎右側智歯の痛みがあった ▪ 市販の鎮痛薬を飲みながらがまんしていた ▪ 痛みはしだいに増し，3日前から下顎右側が腫れてきた ▪ あまりに痛く食事も摂れないので，今日は半休をとって歯科を受診した

DH役は，あえてのとおり患者さんに「責める言葉」を投げかけてみてください．言葉そのものはきつくはありませんが，この一言は患者さんにとってどのように聞こえるのか？　患者役はしっかりとフィードバックしてください．

終わったら，配役を交代して同じシーンを繰り返します．ここでは，患者役をとおして「責める言葉」を実体験することが重要です．

「心に貯金」編　～よく来院してくださいましたね！

先ほどと同じ設定を使い，次は「心に貯金」編をやってみましょう．心に貯金をしてもらう方法はさまざまです．図18の一例では共感を活用していますが，もっとも重要な点は「よく来院してくださいましたね」という，患者さんの勇気と行動をたたえる言葉です．

DH役，患者役の双方が「心に貯金」編を演じてみて，お互いの立場で何を感じたのか，「心に借金」編とは何が違うのかなど，フィードバックをとおして議論しましょう．そして皆さんもぜひ，オリジナルな貯金方法を編みだしてください．

再診に感謝を

定期的にメインテナンスで通院されている患者さんの姿も，当たり前のことではありません．寝屋川市調査で明らかになったとおり，過去1年間に歯石除去などを積極的に受けている日本の中高年はわずかに16％（p.27参照）．そのような状況のなかで定期通院してくださるということは，とてつもなく貴いことなのです．

このような事実に思いを馳せることができれば，自然と次のような気持ちが湧き上がってくることでしょう．

「何年にもわたり
定期的に受診されるなんて,
すごいことです！」

「○○さんをはじめ,
皆さんの通院のおかげで,
この職場が成り立っています.
長きにわたり院長をはじめ
私たちを支えてくださり,
ありがとうございます」

「しかも, いつも予約時間の
すこし前に来院していただくおかげで,
私たちはとてもスムーズに
診療を進めることができます」

「私もプロの歯科衛生士として,
あなたを支えつづけます.
これからも, どうか末永く
よろしくお願いしますね」

　再診患者さんの意識の高さに対する敬意, そして自分たちを信頼して定期通院してくださることへの感謝が, 「今日もご来院いただきありがとうございます」という言葉に表れます（「今日は」と「今日も」の違いに着目）. この敬意と感謝に満ちた温かな言葉がけが,「心に貯金」を生み出すのです（図 19）.

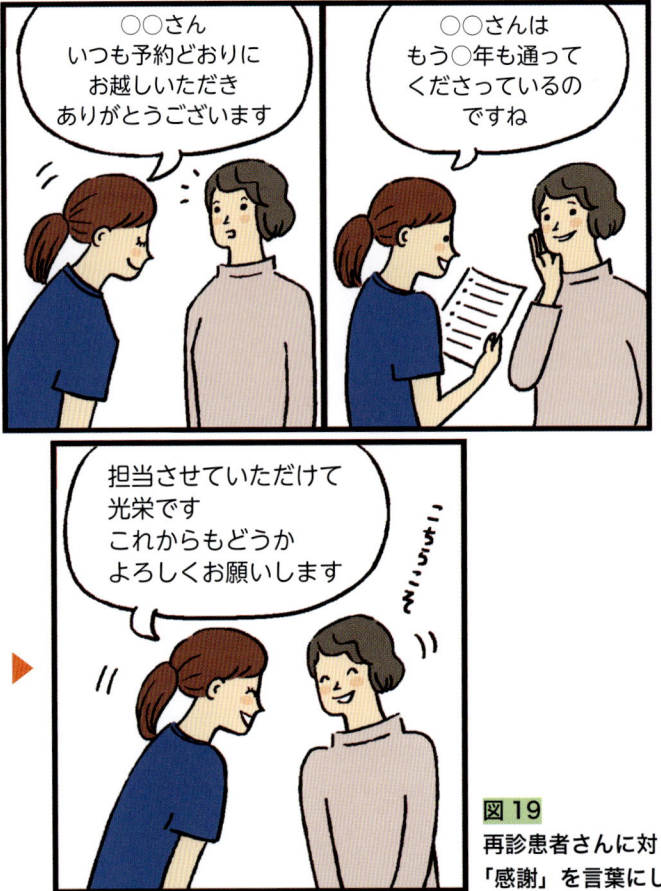

図 19
再診患者さんに対しては「敬意」と
「感謝」を言葉にして伝えよう

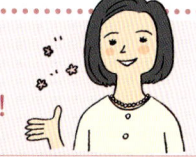

患者さんの本当の気持ちを理解して, 感謝を伝えよう!

　2017 年 6 月, 日本歯科衛生士会では「国民が生涯にわたって質の高い歯科保健医療サービスを受けるために, 必要な歯科衛生士の人材確保に資すること」を目的として,「歯科衛生士の人材確保・復職支援等に関する検討会」の報告書を取りまとめました. これは 2014 年の第 6 次医療法改正で示された「医療機関における勤務環境の改善」に基づく取り組みで, 厚生労働省が出した「医療分野の『雇用の質』向上のための勤務環境改善マネジメントシステム導入の手引き(改訂版)」を歯科医院で使用し, 院長を含むスタッフ全員で「医院の問題抽出→改善のための目標設定→実践→評価・改善」という働き方改革を行ったというものです. その結果,「雇用の質」が向上することで「歯科医療の質」も向上するという好循環が進み, 定期検診のリコール患者数が 8.5 倍となった例が報告されています. これは, プロの歯科衛生士としておのおのの働き方を見直すことで, 心構えが変化したためと考えられます. すなわち, 歯科衛生士が働く環境が良くなったことで自然と患者さんへの敬意や感謝の気持ちが湧き, さらにそれが患者さんへ伝わった結果, 患者さんの受診率が高まったのではないでしょうか.

　本文中で「歯科外来を初診で訪れる方の多くは, 不安と恐れを勇気で乗り越えて来院された」と述べられていますが, 患者さんが「行きたくない」という気持ちを乗り越えて来院されたことを理解して, 敬意と感謝の気持ちをしっかり伝えることが, 患者さんがまた来院したくなる大きなポイントだと思います. 皆さんもぜひ, ご自身の言葉で患者さんに敬意と感謝の気持ちを伝えてみてください. 　　　　(武井)

得難い「ご縁」に感謝する

最後は，私が日ごろ大切にしている「ご縁」についてご紹介しましょう．

「住所」を確認し，感謝を伝えよう

初診時の問診用紙には，患者さんの氏名や主訴，既往歴などさまざまな情報が記載されていると思いますが，まずは「住所」を確認し，「目の前の患者さんはどちらから来院されたのか？」を把握することから，"ご縁探し"が始まります．

遠方からいらしているのであれば，「このたびは，遠いところをわざわざお越しいただき，ありがとうございます」というねぎらいとお礼の言葉が必要でしょうし，ご近所であれば，「近くにはたくさん歯科医院があるなかで，当院を選んでいただいてありがとうございます」と感謝の言葉を伝えましょう（図20）．

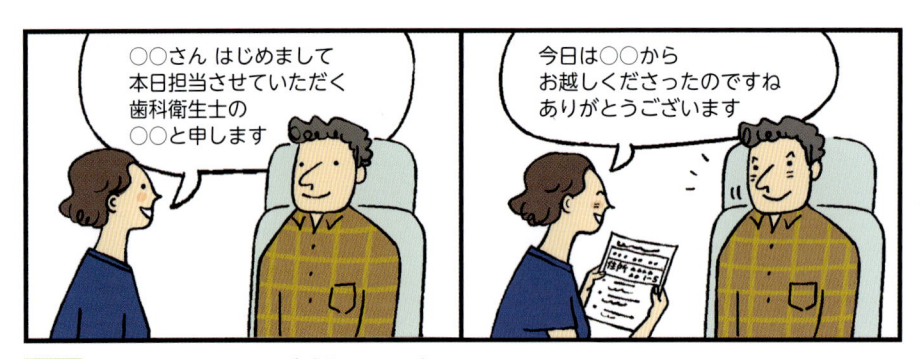

図20　初診患者さんはまず「住所」を確認
患者さんがあなたの目の前のユニットに座った時点で，保険証や問診票から「住所」は明らかになっている．この「住所」から会話を始めてみよう

来院のきっかけを教えていただき，ご縁に感謝を

ちなみに私のクリニックでは，問診用紙に「来院のきっかけ」についても書いていただくようにしています．これはとても重要な情報であり，「なぜ今回のご縁が生まれたのか？」，その理由を探るための呼び水となるものです．

来院への感謝を伝えたら,「どうして当院を選んでくださったのでしょうか?」とご縁のきっかけを積極的に尋ねてみましょう.

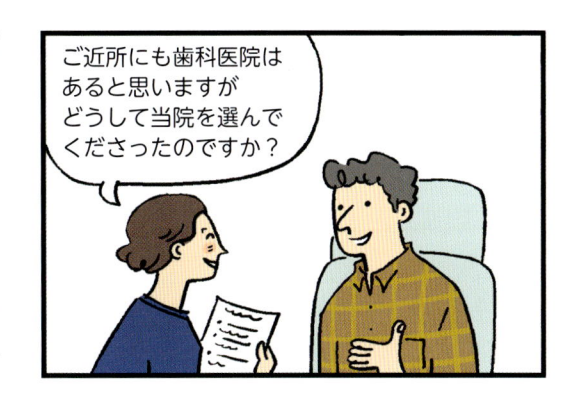

ご近所にも歯科医院はあると思いますがどうして当院を選んでくださったのですか?

すると,患者さんはいろいろな理由を述べられます.たとえば…

「近所だから」
「知り合いに勧められたから」
「雰囲気がよさそうだから」
「ホームページを見て」

これらの答えが帰ってきたとき,「あら,そうなんですね」で終わらせてはいけません.続く言葉で,感謝の気持ちを自分のなかで膨らませて患者さんに返していくのです.それぞれの答えに対して,具体的にどのような言葉をお返しすればよいのか? ヒントとなる例を図 21 にご紹介します.

 近所だから

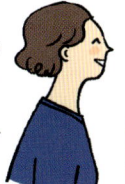
「近くに何軒も歯科医院があるなかで当院を選んでいただき,ありがとうございます」
「すぐ近くにお住まいなんですね.これもご縁ですね!」

 知り合いに勧められたから

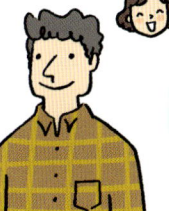
「○○さんからのご紹介なんですね! ありがとうございます」
「今度○○さんが来院されたら,私からお礼を伝えておきますね」

 雰囲気がよさそうだから

「ありがとうございます! 院長やスタッフにも伝えますね.みんな喜ぶと思います!」
「○○さんに喜んでいただけるよう,心を込めて担当させていただきますね」

 ホームページを見て

「わざわざインターネットでお調べいただいたのですね.ありがとうございます」
「ちなみに,ホームページのどこがよかったかお伺いしてもよろしいでしょうか?」

図 21 患者さんが「ご縁のきっかけ」を教えてくれたら…
いただいたご縁への感謝の気持ちを込めながら,心からの笑顔で伝えよう

幸せの歯科外来

　人と人との出会いに偶然はありません．得難い出会いに感謝の気持ちを向けていく姿勢が，ご縁に基づく考えです．そして，患者さんが自分の職場を選んでくださったことに感謝し，不安や痛みを乗り越えて来院された姿に敬意を払い，歯科衛生士と名乗ることでプロとしての覚悟を示します．

　ここに，経験年数や学歴が入り込む余地はまったくありません．たとえ新人歯科衛生士であっても，真心に基づいた共感の言葉がけができれば，患者さんやご家族から信頼していただけることでしょう．

　そして，「○○さん，あなたに会えてよかった．どうか，これからもよろしくお願いしますね」と，感謝の言葉を返していただけるはずです．いただけた感謝の言葉は，生涯にわたりあなたを支えつづけてくれることでしょう．

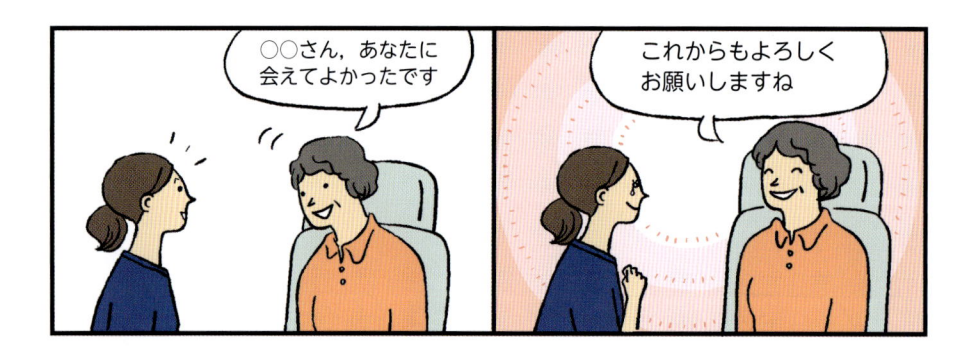

　患者さんの幸せは，私たちの幸せ．外来で結ばれた縁ある人々のために，真心を込めてお仕えする．きっとその先に，幸せの歯科外来が開け，日本国民は"健口から健幸への道"を歩みはじめる．私はそう信じています．

動画でもっとわかる！
ロールプレイングのコツ

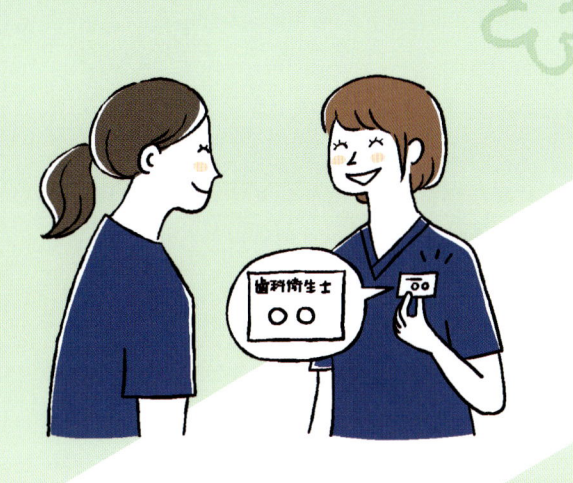

今回，本書に登場するロールプレイングの数々を，悪い例と良い例を比較しながら歯科衛生士の山田広子さんに演じてもらいました．本書を読まれた後に，以下のWeb動画をじっくり鑑賞してみてください．その際，山田さんの「柔らかな声」と「温かな表情」にも着目しましょう．

1）マスク

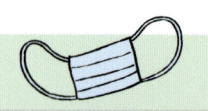

　マスクを着用したままで話しかける場合と，マスクを外して語りかける場合．実演をみれば，両者の差は歴然です．読者の皆さんも，お互いのマスク姿を写真や動画で撮影してみるとよいでしょう．

動画Check!

　マスクを着用すれば，当然のことながら声がくぐもり，相手には聞こえにくくなります．あわせて，歯科衛生士の表情も雲が月を覆うように隠されてしまいます．コミュニケーションの際は，目を合わせるだけでなく，口も合わせる必要があるのです．

2）声

① 声の方向

動画Check!

　厳しい口調を表す「言い放つ」という言葉がありますが，これはなかなか深い意味をもっています．言葉を放り投げる，投げ捨てるような言い方は，患者さんに威圧感を与えてしまいます．大きな病院の外来や空港ロビーで聞こえる呼び出しは，金切り声や叫びに近い声であり，聞く側はとてもつらいものです．

　これに対して，私が外来でつねに意識していることは，言葉を相手に「お届けする」感覚です．口から出ていく声に，自分の気持ちと体を乗せていくのです．そうすると，自然に体は前のめりになり，傾聴の姿勢になります．お相手に「言葉を手渡しする」感じですね．

　“放り投げる声”と“手渡しする声”の違いは，その方向です．耳をつんざくような金切り声は，頭に抜けていきます．これに対して“手渡しする声”は，相手に向かってやさしく抜けていきます．「上か前か」の方向の違いを自分で使い分けて，違いを実感してみましょう．

　このとき，**耳の遠い高齢者に話しかける場面をイメージする**と，自然と体が前のめりになり，前に向かう声が出るようになります．

② 声の温度

　方向の次は**温度**です．温かい声と冷たい声，患者さんが耳にして心地よいのは，いうまでもなく前者ですよね．動画では山田さんに「では，いまから歯石を取っていきますね」という声がけを，冷たい声の場合と，温かい声の場合で演じてもらいました．その違いは歴然としています．2つの声を見事に使い分けた山田さんは，**「相手を思いやる心が備わると，温かい声になる」**と言います．しかも，自然に傾聴の姿勢になっています．逆に，冷たい声は一本調子かつ事務的で，姿勢も直立状態です．

　私は，気持ちのもち具合に加えて，「声帯への力の入れ方」も声の温度に大きく影響すると考えています．声帯に力が入りすぎると冷たい声に，**声帯の力が抜けると柔らかく，温かい声になります**．

　これに加えて，「声を鼻に抜かせる」ことを意識すると，さらに声は柔らかくなります．鼻に抜かせることが苦手な方は，お風呂場で「あっはん」と言う練習をしてみてください．「あっはん」を上手に鼻に抜かせて言えるようになると，柔らかな声を自在に操れるようになります．

③ 声の余裕

　次は声の**余裕**です．わかりやすくいえば，「せっかちな声」と「**待つ声**」の違いです．山田さんに「こちらにおかけください」という一言を，せっかちな場合と，待つ場合で言い分けてもらいました．エスコートする手先が，前者は指先，後者は手のひらになる点にも着目してください．**声の違いは，手先にも表れる**のです．

　私たちの声には，やさしい気持ち，焦り，怒り，あらゆる自分の感情が乗ってしまいます．その感情は隠すことができません．だからこそ，「言葉で自分を律する」のです．気持ちにさざ波が立っていても，**言葉を正し，ゆっくり間をとる**ことで，心のほうも静められていきます．

④ 番外編〜敬語の意味

　動画では番外編として，敬語の意味を解説しました．医療従事者のなかには，赤ちゃん言葉やタメ口を多用する人がいます．私の経験上，外来や病棟で患者さんとの間にトラブルをよく起こす人ほど，赤

ちゃん言葉やタメ口を平気で使っています．たとえ患者さんが認知症であろうと，お相手の人生経験に対して敬意の念があれば，決して言葉は乱れないはずなのです．

　山田さんに，認知症の高齢者に対する着席の促しを，タメ口と敬語で演じてもらいました．人差し指を使いながら，「ここに座れる？」と話す場合と，手のひらを使いながら「こちらに座ってくださいね」とやさしく語りかける場合．もしも皆さんの両親が前者の促しをされた場合，どのように自分が感じるか，動画を観ながらよく考えてみましょう．

3）自己紹介

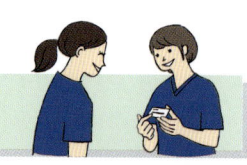

① 自己紹介の5段活用

　マスクを外して声の調子が整えば，いよいよ自己紹介ができるようになります．自己紹介で登場する情報は，「施設名・職種・名前」の3つですが，本文でも解説しているように，初診の患者さんにとってもっとも重要な情報は職種なのです．そして，名前はフルネームを漢字とひらがなでていねいに伝えることが大切です．

　動画では，山田さんによる「自己紹介の5段活用」の実践例をご覧ください．

---

① 自己紹介をしない場合
　「こんにちは西田さん」

② 名前だけを伝える場合
　「こんにちは西田さん，山田広子と申します」

③「歯科衛生士」と告げる場合
　「こんにちは西田さん，歯科衛生士の山田広子と申します」

④ 名札を示しながら自己紹介をする場合
　「こんにちは西田さん，歯科衛生士の山田広子と申します（名札を示しながら）」

⑤ 名札を外して自己紹介をする場合
　「こんにちは西田さん，歯科衛生士の山田広子と申します（名札を外して，指でていねいになぞりながら）」

　職種名である歯科衛生士，漢字の名前，読みがな，それぞれをていねいに「自分の指でなぞりながら読みあげる」ことがポイントです．この際，名札を外して相手に示し，**自分自身も名札を見ながら**読みあげましょう．適当に指だけ当てていると，文字が指に隠されてしまうからです．

　そしてまた，最初に歯科衛生士と名乗ることで，**自分のなかに責任と覚悟が降りてくる**ことも実感してみてください．

② 番外編
〜名前を覚えていただくためのコツ

動画Check!

　初診の患者さんに氏名を覚えていただくことは至難の業（わざ）です．ここで，「名前の説明の一工夫」をご紹介します．動画で「山に田んぼ，広島の広に，子どもの子と書いて…」と言っていますが，このように漢字の説明を加えるのがポイントです．さらにそこから「や・ま・だ・ひ・ろ・こ・と申します」とひらがなで，一文字一文字に時間をかけて伝えます．漢字が目から入り，ひらがなが音として入ることで，名前が覚えやすくなるためです．特に子どもや高齢者は，名札からひらがなが目に入ることで興味をもってくれるようになります．

　このように自己紹介をすれば初診の患者さんでも印象に強く残り，「○○さんですね，こちらこそよろしくお願いします」と，会話も円滑に進むようになるのです．

4）送り返しの7段活用

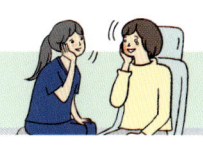

① 同調

動画Check!

　ロールプレイングでは，まずDH役による「今日はどうされましたか？」という問いかけから始めます．患者役は「1週間前から奥歯が痛いんです」と答えます（顎を抱えながら）．これに対して，「どこが痛いんですか？」と質問文で返すのか，それとも**「1週間前から奥歯が痛いんですね」**と同調文で返すのかによって，信頼関係を構築できるかどうかが決まります．

　最初の3分間は患者さんの時間です．患者さんに積極的に話していただき情報を収集するためには，話の腰を折ってはいけません．このため，医療面接は冒頭で閉鎖型質問を使用することを禁じています．具体的には，**相手の主訴を繰り返し，同調の「ね」をつけていく**のです．

　たった一文字ですが，「ですか？」と「ですね」の大きな違いに着目してください．

② 傾聴

動画Check!

　患者さんに「1週間前から奥歯が痛いんですね」と語りかける際に，**自分の身を相手に傾けていくと傾聴の姿勢が生まれます**．言葉の後に，体を乗せていく感じです．傾聴は英語で「be all ears」といいますが，まさに"**全身を耳にして**"**相手に近づけていく**のです．

　この傾聴は，意識しなければ決して生まれません．傾聴の意味を理解するために，次の3つの姿勢を見比べてみてください．

> **✕** 椅子の背にもたれる
>
> **✕** 背中を真っすぐ立てる
>
> **○** 患者さんに対して身を乗り出す（傾聴）

　山田さんの演技をみれば明らかなとおり，椅子の背にもたれた状態は横柄に見え，とても嫌な感じですよね．背中を真っすぐ伸ばした場合も，一見，失礼はないように思えますが，傾聴の姿勢に比べると明らかに冷たい感じがします．最後の身を乗り出した傾聴の姿勢が，どれほど相手に安心感を与え，話しやすくなるか．皆さんも，ロールプレイングをとおして実感してみてください．

③ 抑揚，④ うなずき

動画Check!

　抑揚は，7段活用のなかでもっとも難しいパートになりますので，動画の山田さんの演技をよくご覧になってください．自分でやってみるとわかりますが，言葉への抑揚がつけば，自然とうなずきも生まれるようになります．このロールプレイングで返す言葉はただ1つ，「1週間前から奥歯が痛かったんですね」です．最初は，わざとロボットのような一本調子で話してみましょう．無機的で冷たい言葉は，相手を萎縮させてしまいます．

　抑揚は「もっとも大切なところ」につけることがポイントです．ただし，会話中の大切な部分は，医療従事者と患者さんでは異なる点に注意が必要です．たとえば歯科衛生士が先ほどの主訴を聞けば，「どこが痛いのか？」「いつから痛いのか？」などが気になるかと思います．しかし，**患者さんにとってもっとも重要なのは「1週間前から」という時間経過の情報**なのです．患者さんは，1週間も痛みをがまんしたけれど，改善する気配がないので耐えきれずに来院されたのですから．

　このような背景がみえてくると，自然と「1週間」に「も」という言葉をつけたくなることでしょう．「目の前の患者さんは，1週間もの長い間，痛みに耐え抜いて来院されたのだ」と思いやることができれば，「1週間も前から奥歯が痛かったんですね」という言葉が自然に生まれます．==「も」という一文字が加わるだけで，共感を込めた送り返しが可能になる==のです．

　それでは「1週間も」に抑揚をつけてみましょう．抑揚をつける対象には，具体的には以下の3つがあります．

① 声のスピード（ゆっくり）

② 声の高低（低く）

③ 声の強弱（強く）

　==大切なところは，ゆっくりと，低く，強い声==を使います．女性の医療従事者は早口の傾向があるので，動画にあるように最初は「極端かな？」と感じるくらい，ゆっくりと話すことに注力してください．

　そして，「いっ・しゅう・かん・も」を連続して，ゆっくり，低く，強く発音すると，自然に体といっしょに頭が下に沈みます（うなずき）．私自身は，日ごろの外来で"潜るような"イメージで実践しています．山田さんによる，上手に抑揚がつけられた「1週間も前から奥歯が痛かったんですね」を何度も見返し，自分でもできるようになるまで練習しましょう．

⑤ 手を添える

　言葉の次は，仕草です．齲蝕や急発の歯周炎の痛みは激烈で，思わず手で押さえてしまうほどですよね．実際，患者さんのなかにも，患部を押さえながら説明される方は多いことでしょう．このとき，自分もまた相手と同じように痛みを演じると，二人の間には大きな共感が生まれます．具体的には，==相手と同じように患部に手を当てればよいのです==（相手が当てていなくても，こちらが積極的に当てるとより共感が強まる）．

　よくセミナーで，「相手が痛みを訴える側と同じ側に手を当てるのですか？」と質問を受けますが，左右の違いは重要ではありません．患者さんの主訴が右下の智歯周囲炎の場合，歯科衛生士が自分の左側に手を当てても違和感は生じません．ただし，言葉を変えてはいけません．患者さんが右と言っているのに「左が痛いのです

ね？」と返せば，「この人，全然私の話を聞いてないのね…大丈夫かしら？」と不信感をもたれてしまいます．相手の言葉は十分注意して聴きとりましょう．

　動画でもくわしく解説しましたが，セミナーで受講生を観察していると，手の当て方は人によって3通りあります．

- ✖ 指1本を添える
- ✖ 指先数本を添える
- ◯ 手のひら全体を添える

　普段ジェスチャーに乏しい方が手を当てると，指1本や数本にとどまりやすいので注意してください．**手のひら全体で患部をそっと覆う**ことがポイントです．

　さらに，人間は筋肉の反射の関係で，痛いほうに身をよじることを覚えておきましょう．誰もが一度や二度は腹痛の経験があると思いますが，そのとき，自分の体はどのように反応していたかを思い出してみてください．口腔の痛みの場合，**手を当てた側に頭をかしげる**とさらに効果は高まります．

⑥ 眉間にしわ

動画Check!

　手の次は，自分の表情です．痛みの主訴に対して，笑顔で対応する人はいませんよね．手のジェスチャーと同じく，表情も相手の様子をまねると，共感は増大します．

　具体的には，**眉間にしわを寄せる**のです．しわが寄っているかどうかは自分ではわからないため，患者役のフィードバックによる指摘が重要です．患者役は，DH役に見事なしわが眉間に現れていたら，拍手を送ってください．ロールプレイングの相手がいなければ，お風呂場の鏡相手に行ってみましょう．

　ただし，「眉間にしわを寄せる」ことが最終目標ではありません．**相手の痛みに対する共感の表情**ができていればよいのです．

⑦ 共感の言葉がけ

動画Check!

　送り返しの最後は，**共感を込めた言葉がけ**です．ここまでの送り返しができていれば，「それは大変でしたね」という言葉が自然に出てくることでしょう．

> 「1 週間も前から奥歯が痛かったんですね」
>
> 「それは大変でしたね…」

　冒頭でこの 2 つの言葉がけをするだけで，患者さんとの間に温かな信頼関係が芽生えはじめるのです．

5) 賞賛

動画Check!

　さて，ここまで「送り返し」をとおした患者さんへの共感の姿勢についてご紹介してきました．では，「1 週間前から歯が痛い」と患者さんが訴えた際，「どうして 1 週間もほっておいたんですか！」と返すと，どうなるでしょうか？　勇気を振り絞って来院された患者さんの心は，簡単に折れてしまいます．次の受診は，もうないかもしれません．

　動画のなかでは，中年男性と 20 代の母親を題材にして，共感のこもった送り返しを発展させ，相手を勇気づける実例を示していますので参考にしてみてください．どのような患者さんであろうとも，相手の心のなかには「自責の念」が隠れていることを忘れないでください．「こんな口にしてしまった自分は悪い人間だ」「こんなに汚い口を歯科衛生士さんにみてもらうのは申し訳ない」「ここまでほったらかしにしてしまったのだから，厳しく怒られるに違いない」，患者さんは心の奥底にこのような感情をもっています．

　医療のプロフェッショナルであれば，このような感情が隠れていることを見抜かなければなりません．そして，責めの言葉を賞賛の言葉に変えていくのです．「それほどおつらいなか，今日はよく来てくださいましたね」．この一言で，患者さんは救われることでしょう．

6) 普遍化と系統化が学問の力

　この動画に登場する内容は，すでに普段の外来でできている方も多いかと思います．センスのいい方は，知らず知らずのうちに実践できているからです．しかし，学問は「この人にはできるけれど，あの人にはできない」ということを許しません．

「誰がやっても同じようにできる」，すなわち普遍化を目指すのが学問です．加えて，学問は上達への最短の近道を，系統立って教えます．

　動画を繰り返しみていただければ，普段何気なくやっていることを系統立てて意識することができるようになるはずです．そしてまた，後輩を指導する際には一つひとつのポイントを，順を追って教えることができるようになるでしょう．

　最後に，本書に書かれた文章を，見事な声と表情，そして演技で再現してくださった山田広子さんに，心より深謝いたします．

7) 山田さんとの出会い

　本書の前身であった月刊『デンタルハイジーン』の連載を続けるなかで，読者にもっとも伝えづらかったテーマは「声」でした．この声ばかりは，文章で解説することができません．そんな折，ある書籍※の動画のなかに，私が求める「柔らかな声の持ち主」をみつけました．それが，本動画に出演してもらった歯科衛生士の山田広子さんです．

　はたして，山田さんの声はどのような経緯で生まれたのでしょうか？　私とのインタビューで，その背景が語られます．

※角　保徳編著：超高齢社会のための　新編 専門的口腔ケア〜要介護・有病者・周術期・認知症への対応．医歯薬出版，2017.

私たちもロールプレイング "体験" しました！

～全国から寄せられたお宝レポート特集

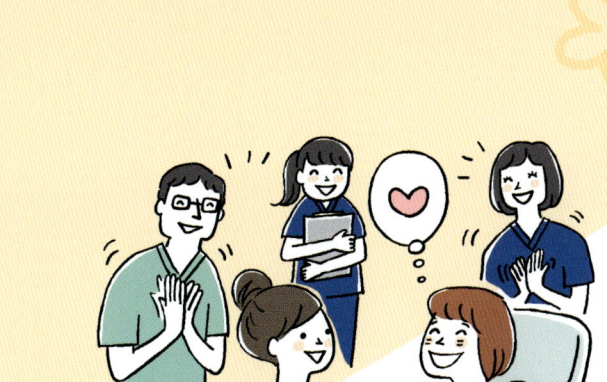

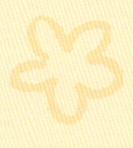

① マスク外しと笑顔の採点！

遠藤歯科クリニック（岡山県美作市）

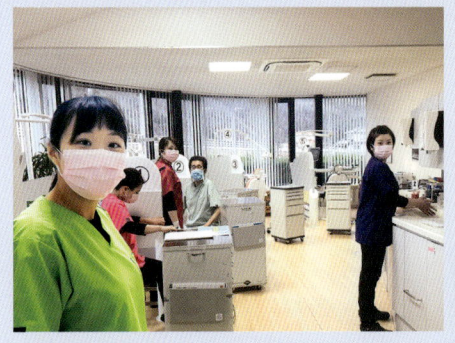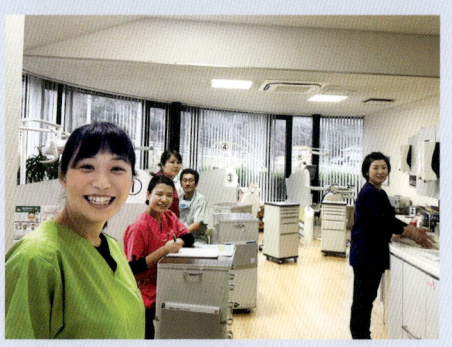

「マスクあり」と「マスクなし」，どっちのほうが患者さんは診療室に入りやすいかを見比べて！

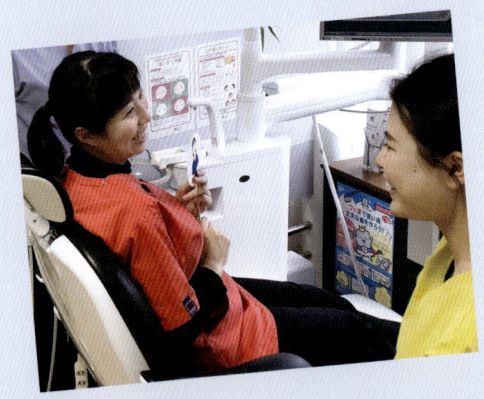

胸キュン笑顔まであと一歩！！

患者さんに対しても「すごいですね〜！」と拍手ができるようになりました！

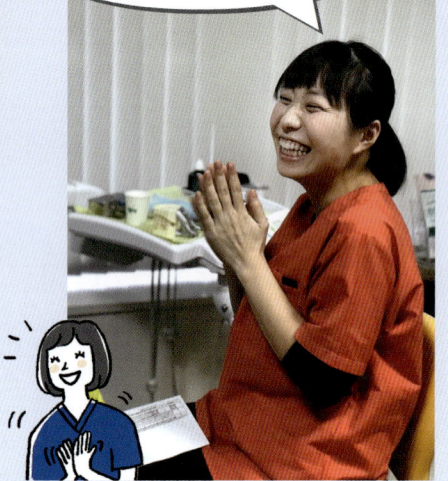

スタッフ役が「胸キュン笑顔」を達成できたら拍手！！

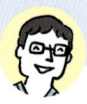

院長より

　ロールプレイングは，はじめは若いスタッフのほうがのびのび自由に楽しんで取り組んでいましたが，最終的にはベテランスタッフも若手に触発され，素晴らしいパフォーマンスを見せてくれました．いままで気づかなかったスタッフの長所を発見でき，医院全体の患者さんへの対応や診療の雰囲気も確実に変わってきています．

②「正しい位置」を体験！

猪原歯科・リハビリテーション科（広島県福山市）

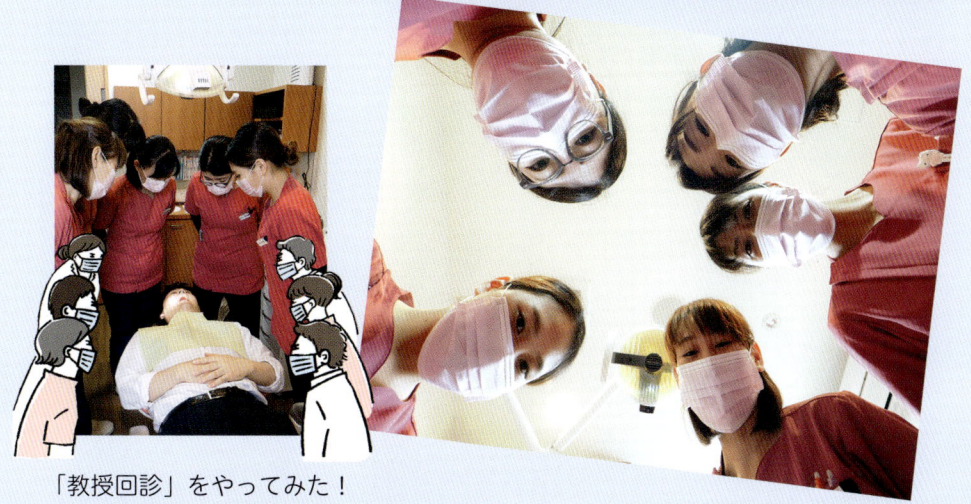

「教授回診」をやってみた！
上から覗き込まれるのがこんなに怖いなんて知らなかった…

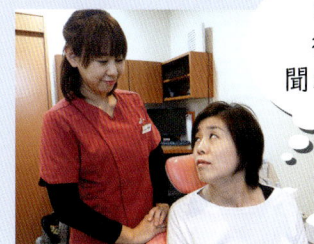

いきなり
後ろから
聞かれても…

私だけ
横を向くの？
首が大変…

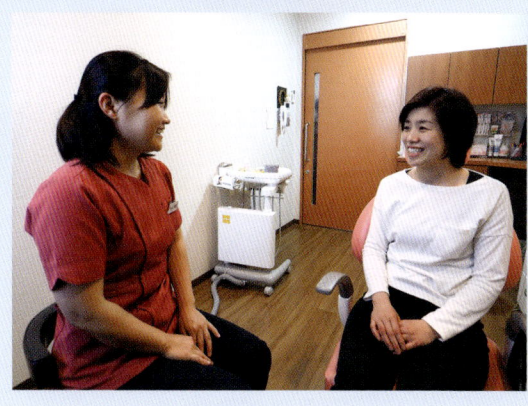

「右前方」なら「相手としっかり
お話をしよう」という雰囲気が
生まれますね！

どんな現場でも役に立つ「正しい位置」

　まさか立ち位置や目線1つで，こんなにお互いの感じ方が変わるとは思ってもいませんでした！　当院は訪問診療も行っているのですが，この"正しい位置"はどんな現場でも応用できると感じました．

③ 自己紹介で「覚悟」を示そう！

医療法人靖正会 にしさんそう歯科
ナカムラクリニック（大阪府門真市）

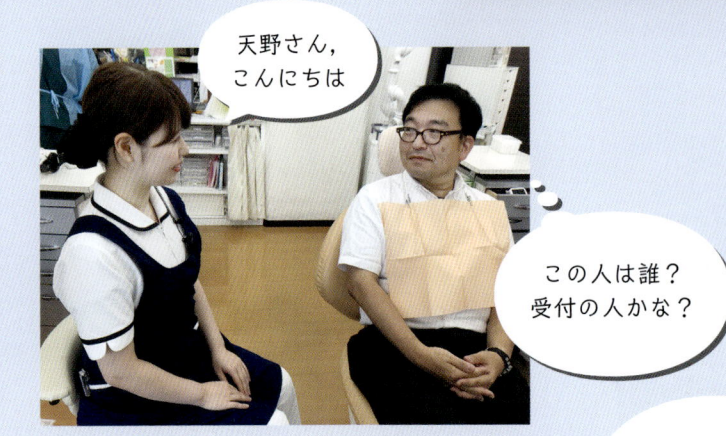

> 天野さん，こんにちは

> この人は誰？受付の人かな？

> 天野さん，こんにちは 歯科衛生士の，「み・や・ざ・き・つ・か・さ」です

> 歯科衛生士さんか！どうかよろしくお願いしますね

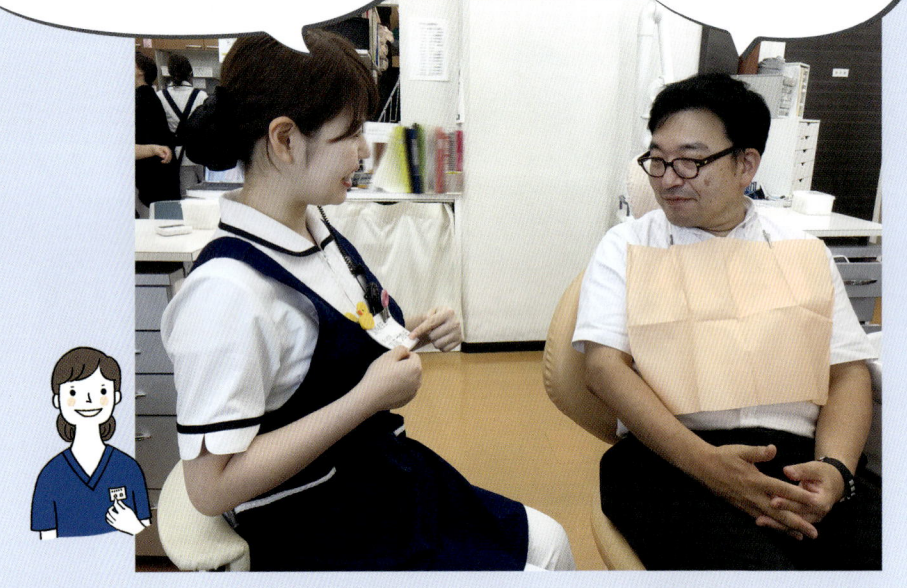

■ 「覚悟の自己紹介」で患者さんの反応が変わった！

　名札をつけ，指でなぞりながら自己紹介をすることで，患者さんとの距離がグッと近くなったように感じます．大きな字で書かれているため，高齢の患者さんも見やすいのか，名前で呼ばれる機会も増加！　先日，ひらがなを読めるようになった4歳の女の子からも「つかさ先生！」と，はじめて名前で呼んでもらえました．

④ 患者さんの勇気をたたえて 「心に貯金」してもらおう！

中村歯科医院
（愛知県蒲郡市）

どうしてこんなに
ほっといたんですか！！

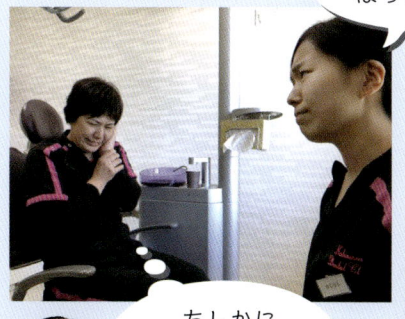

励ましてもらえると
「来てよかった」って
思える！

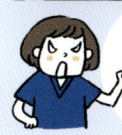

たしかに
責められると
歯医者が
怖くなるなぁ…

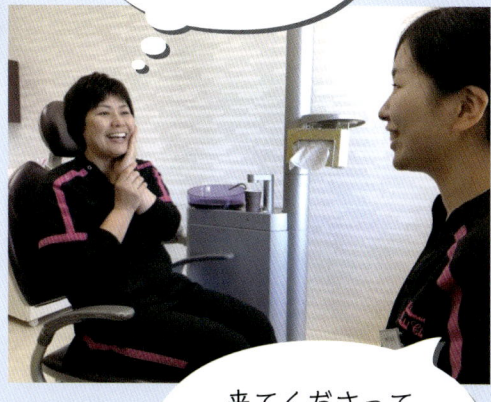

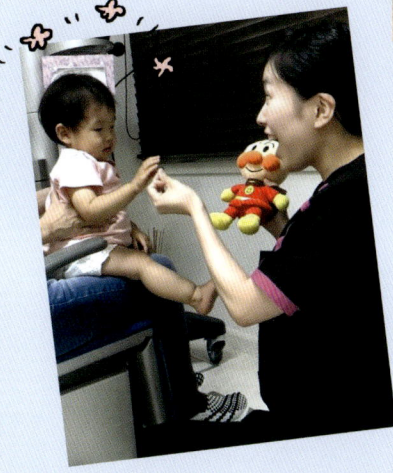

来てくださって
ありがとうございます！
いっしょに頑張って
いきましょうね！

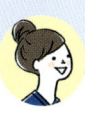

「頑張ったね！」のハイタッチ！
楽しい思い出は「心の貯金」♪

先輩から学ぶ！「心に貯金」のヒント

　「歯医者は怖いから行きたくない」——ロールプレイングをとおして，そんな患者さんの心情に寄り添う気持ちが強ければ，自分の態度や表情，かける言葉が変わっていくことに気づきました．また，先輩 DH はそうした対応が自然とできていることもみえました．普段の診療中でも，先輩から学ぶこともたくさんあります！　これからもスタッフ全員でよりよい雰囲気をつくっていきたいです．

⑤ 歯科衛生士学校でも！授業でロープレ体験

名古屋市歯科医師会附属歯科衛生士専門学校3年生の「歯科保健指導Ⅲ」の指導枠で，「デンタル・インタビュー」の特別講義が開かれました．「マスク外し」「正しい位置」そして「覚悟を示す自己紹介」の3つを中心に，学生の皆さんにロールプレイングを体験していただきました．

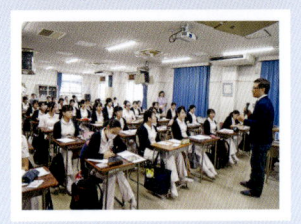

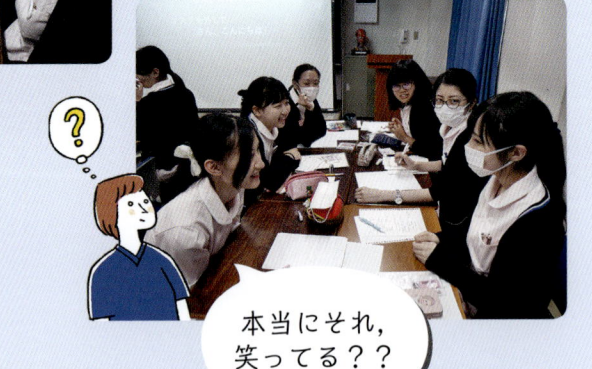

よく知ってる
クラスメイトなのに
なんか怒ってる感じ…

こっちは結構
笑ってるつもり
なんだけどなあ…

本当にそれ，
笑ってる？？

口元もちゃんと見えたほうが
安心するよね！

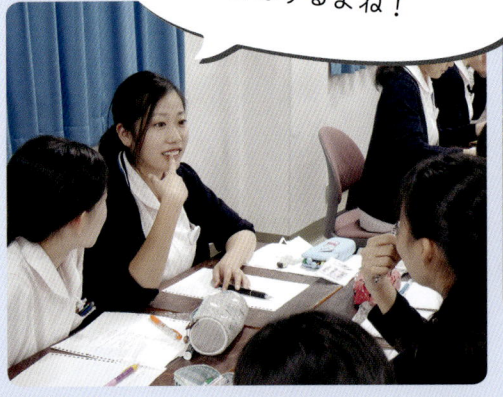

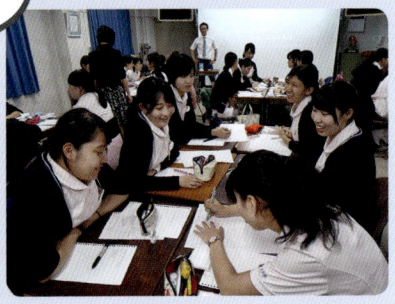

ペアでロールプレイングが終わったら，班のみんなでフィードバック！

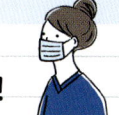

「マスク外し」をフィードバック！

- 講義を聞くだけだと「マスク一枚でそんなに変わるものなの？」と半信半疑だったけど，実際にやってみると驚くほど印象がよくなった！
- 顔全体の表情がちゃんと見えるとこっちもうれしくなるし，安心する
- マスクを外すだけで，なんだか距離がぐっと近くなった気がしました
- 声が聞きとりやすいし，返事もしやすい！
- マスクを外した相手の笑顔がとってもかわいかった！
- マスクを外したほうが「この人に任せたい」って思える
- 実習を振り返ると，院長と話すときもマスクを装着したままでした…（反省）

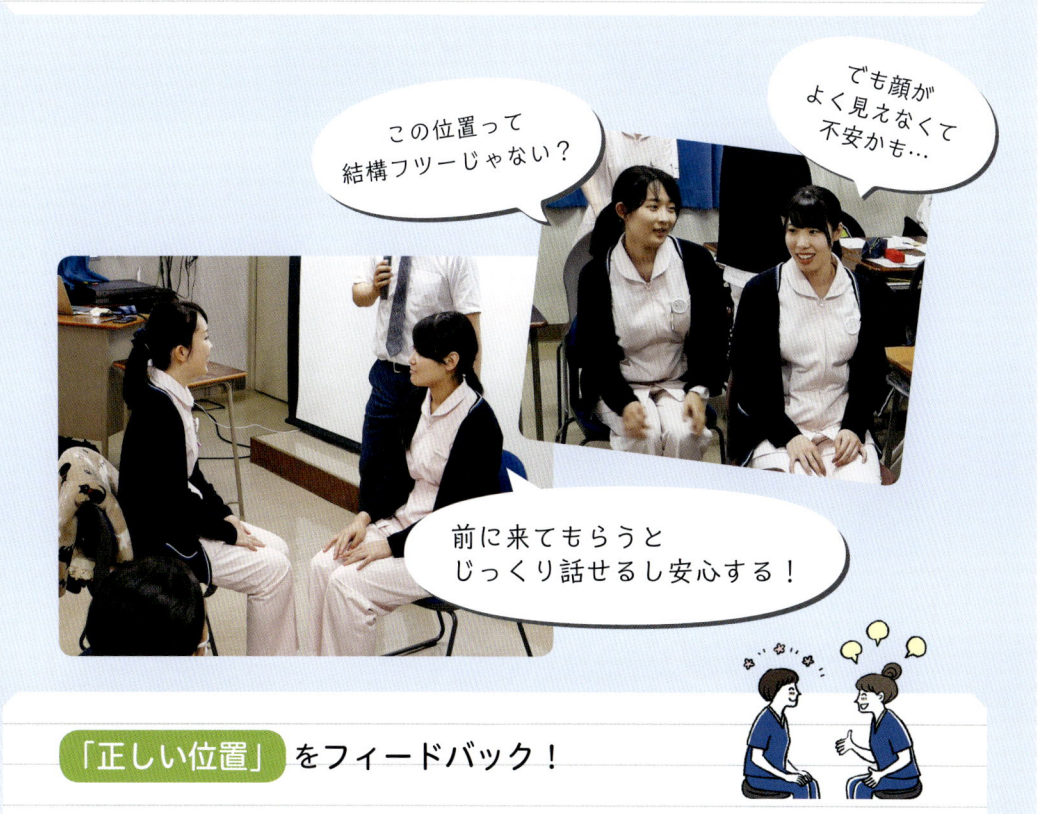

この位置って結構フツーじゃない？

でも顔がよく見えなくて不安かも…

前に来てもらうとじっくり話せるし安心する！

「正しい位置」をフィードバック！

- 相手に立ったまま話しかけられると，上から目線でなんだか見下されている感じ…
- 見えないところから急に話しかけられるとびっくりする！
- いくらていねいに説明されても，後ろからだと顔がよく見えなくて不安になります
- 実習先ではいつも真横から話しかけていたけど，患者役をやってみるとたしかに首が痛い…
- 同じ目線だと，顔が明るく見える！　超イイ感じ♥
- "正しい位置"だと「しっかり私と話す時間をとってくれているんだな」と感じました
- 「私がこの患者さんをみるんだ！」っていう気持ちになる！

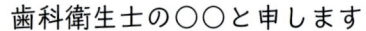
歯科衛生士の〇〇と申します

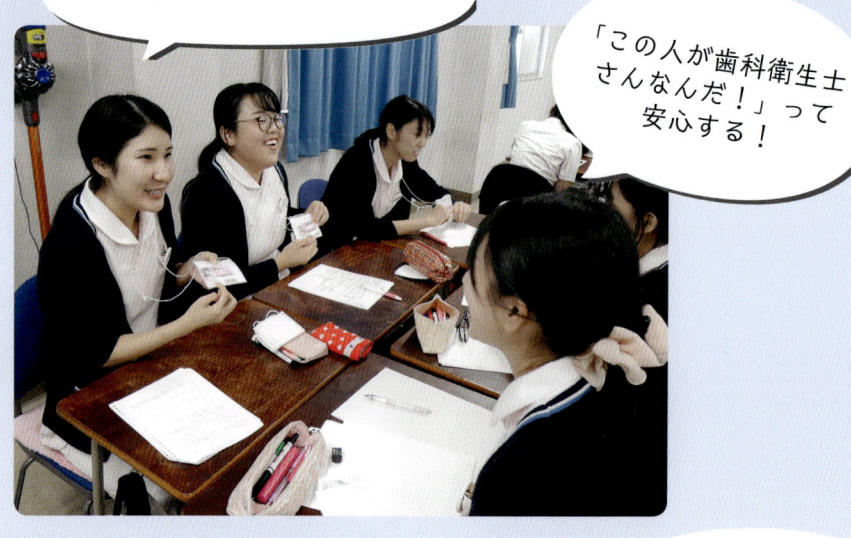

「この人が歯科衛生士さんなんだ！」って安心する！

「歯科衛生士」ってきちんと伝えるだけですごく印象変わるよね

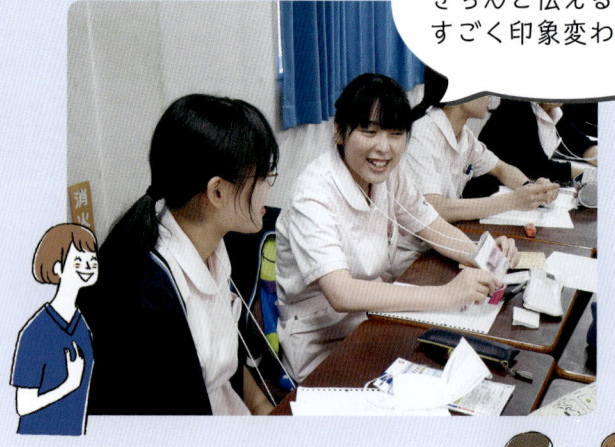

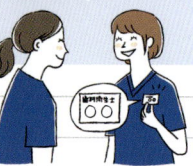

「覚悟を示す自己紹介」をフィードバック！

- 自己紹介がないと，「あなたは何なの？　お任せしても大丈夫？」って気分になった
- 思い返せば，自分の通院先でスタッフが名乗ることなくスケーリングを始めたとき，「本当に歯科衛生士がやっているのかな？」と不安に感じたことがあります
- 「歯科衛生士です」って言ってもらったほうが信頼できて，安心！
- 自分が歯科衛生士だと名乗ると，責任感が生まれる気がしました
- 「歯科衛生士」という職業を，患者さんに知ってもらえるかも！
- 「私があなたを守ります」という覚悟を感じました

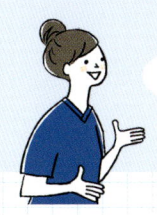

ロールプレイングを体験してみて……

ロールプレイングをやってみた後に、実習先やアルバイト先の歯科医院での自分の振る舞いを振り返ってみたところ、患者さんへの声かけの仕方や、目線の位置など、悪い点ばかりでした。ロールプレイングで自分が患者役をとおして感じたように、これまでは患者さんに威圧感や不安を与えてしまっていたことに気づき、反省しました。

これからは学んだことを活かして改善し、「また担当してもらいたい」と思ってもらえるような歯科衛生士になりたいです。

歯科衛生士の離職率が高いのは、歯科医院での人間関係や、業務内容が合わないからだと思っていました。けれども「デンタル・インタビュー」を学んで、離職してしまう理由のなかには「幸せを感じられないこと」もあるのではないかと思いました。デンタル・インタビューは、医院のスタッフも患者さんもみんなが幸せで満たされるために必要です。そして、満たされることで幸せが連鎖し、離職率も低下するのではないかと思います。将来は率先して医院を巻き込み、幸せのデンタル・インタビューを実践したいです！

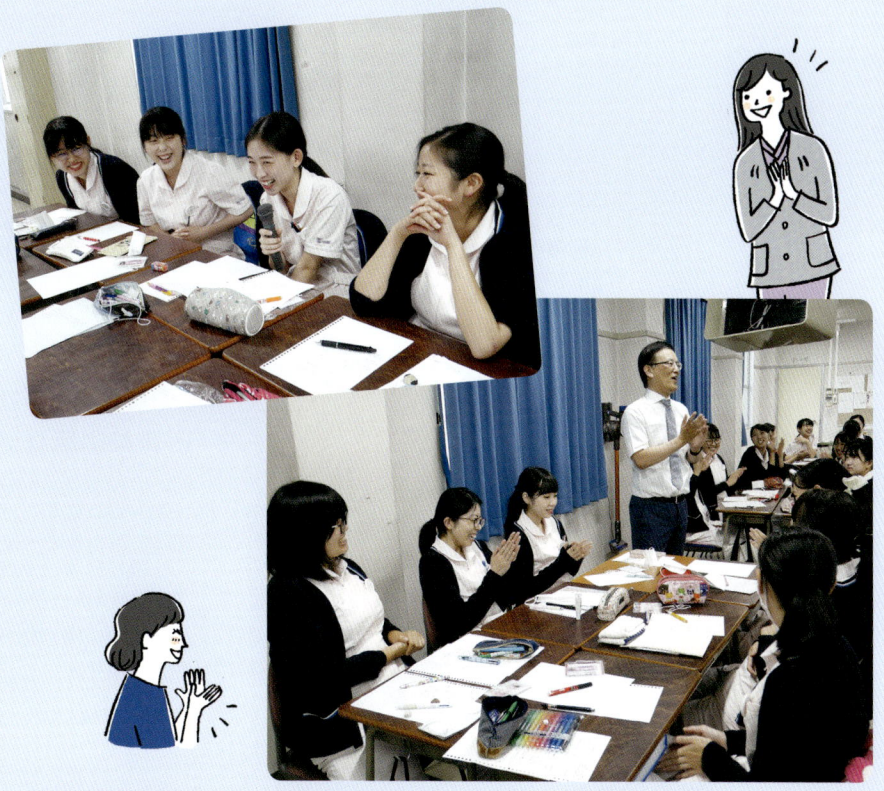

最後に各班のフィードバックで出た意見を発表。素晴らしい発表には拍手！！
これもデンタル・インタビューの大切なポイントです

【著者略歴】

西田　互（にしだ　わたる）

医学博士，日本糖尿病学会糖尿病専門医
1988 年　愛媛大学医学部卒業
1993 年　愛媛大学大学院医学系研究科修了
1997 年　大阪大学大学院医学系研究科神経生化学助手
2002 年　愛媛大学医学部附属病院臨床検査医学(糖尿病内科)助手
2008 年　愛媛大学大学院医学系研究科分子遺伝制御内科学（糖尿
　　　　　病内科）特任講師
2012 年　にしだわたる糖尿病内科開院，現在に至る

武井　典子（たけい　のりこ）

1980 年　東京医科歯科大学歯学部附属歯科衛生士学校卒業
同　　年　ライオン株式会社入社
1994 年　ライオン株式会社退職
　　　　　財団法人ライオン歯科衛生研究所入社，現在に至る
2005 年　新潟大学大学院医歯学総合研究科修了
2009 年　社団法人日本歯科衛生士会副会長
2015 年　公益社団法人日本歯科衛生士会会長

デンタルインタビュー入門
　医療面接で生まれ変わる歯科外来　　　ISBN978-4-263-42271-7

2019 年 9 月 25 日　第 1 版第 1 刷発行

著　者　西　田　　　互
　　　　武　井　典　子
発行者　白　石　泰　夫
発行所　医歯薬出版株式会社

〒 113-8612 東京都文京区本駒込 1-7-10
TEL.（03）5395-7638(編集)・7630(販売)
FAX.（03）5395-7639(編集)・7633(販売)
https://www.ishiyaku.co.jp/
郵便振替番号 00190-5-13816

乱丁，落丁の際はお取り替えいたします　　　印刷・三報社印刷／製本・愛千製本所

© Ishiyaku Publishers, Inc., 2019. Printed in Japan